栄養療法医が初めて明かす

お酒の「困った」を解消する最強の飲み方

溝口 徹

青春新書
INTELLIGENCE

はじめに――栄養療法医が教える、お酒との「上手なつきあい方」

毎日忙しく働いている現代人にとって、1日の疲れを癒やしてくれるのがお酒ではないだろうか。この1杯があるからこそ、明日も元気に頑張れる。酒好きにとって、お酒は大切な〝ガソリン〟なのだ。

ただしデメリットもある。飲みすぎは肝臓や胃腸など、体のさまざまな場所に害を及ぼすことはよく知られている。

だからといって、お酒をやめるなんて考えられない。

「なんとかして、長く楽しくお酒とつきあえる方法はないものだろうか」

この本の企画は、そんな酒好きの人々の声を受けてスタートした。

私は、「オーソモレキュラー療法（分子整合栄養療法）」を専門とするクリニックで、日々さまざまな患者さんの治療にあたっている。

私たちの体は皮膚や骨、内臓、血液、ホルモンに至るまで、すべて摂取した栄養素からつくられている。そこで、適切な栄養素を補うことで、心身の不調を改善しようというのが、オーソモレキュラー療法の基本的な考え方である。

そして実は、お酒（アルコール）が体外に排出される過程では、さまざまな栄養素が働いていることをご存じだろうか。つまり、お酒を飲む際に適切な栄養を摂取すれば、不調や病気から体を守れるということだ。

もちろん適量のお酒なら、それほど体に害を及ぼすことはない。しかし「以前より酒量が増えた」「ついつい飲みすぎてしまう」という人は確実に増えている。

背景には、新型コロナウイルスの感染拡大がある。

家庭での酒類支出額を見てみると、緊急事態宣言下にあった2020年4月は前年同月と比べて22・5％増、5月は26・9％増となっていた（総務省統計局の家計調査より）。

また、このコロナ禍でお酒を飲む頻度や量に変化があったかを調べた調査では、「飲む頻度が増えた」と回答した人が33・4％、また「飲む量が増えた」と回答した人が29・5％にものぼっていた（2021年3月20日～4月2日の期間、月に1回以上飲酒する20～

50代男女1000人を対象にしたインターネット調査。キリンホールディングス調べ)。

感染拡大防止のため、飲食店が営業時間を短縮したり、酒類提供を控えていることを考えると、おそらく家飲みが増えているのだろう。

家で飲むのは店に比べれば安上がりだし、「もう閉店です」と追い出されることもなければ、終電を気にして切り上げることもない。酒飲みにとってはうれしいことだらけだ。反面、それが酒量の増加につながっている。

何より、先行きの見えない状況のなかで、お酒がストレス解消の道具になってしまっている人もいるのではないか。

しかし、お酒とのつきあいにはくれぐれも注意が必要だ。つきあい方を間違えると、日々自分を癒やしてくれるはずのお酒に、かえって傷つけられることになってしまう。

そうならないためにも、ぜひこの本で栄養を味方にした「最強の飲み方」を身につけていただきたい。

今夜の家飲みはもちろん、近い将来外飲みできるようになったときにも、皆さんがおいしく楽しい1杯を味わえることを願っている。

『お酒の「困った」を解消する最強の飲み方』――目次

序章　飲む人こそ「栄養」が必要だ！

不調の陰にある栄養トラブル

1章 切っても切れない、栄養とお酒の関係

アルコール代謝で失われる栄養素

2章

腸の不調はお酒が原因だった!?

飲んだ翌日、お腹の調子が悪い人は要注意！

3章 栄養療法医が教える最強の飲み方

栄養は酒飲みの心強い味方!

4章 酒飲みの「困った」を栄養で解消する方法

知っておきたいお酒と病気の話

本文デザイン／青木佐和子
編集協力／樋口由夏

序章

飲む人こそ「栄養」が必要だ！

不調の陰にある栄養トラブル

お酒は「いいたんぱく質を摂るための飲み物」

意外に思うかもしれないが、私のクリニックでは、基本的に患者さんにお酒を禁止していない。お酒を飲みたい人には「どうぞ」と言っている（もちろん、治療の際にアルコール摂取が問題になる場合は除く）。

その理由は「お酒（アルコール）は肉や魚などの良質のたんぱく質を摂るための飲み物」と考えているからである。

クリニックに来る患者さんのなかには、たんぱく質を思うように摂れない人も少なくない。そんな人が、お酒を少し飲めば食が進んでたんぱく質が摂れるというのであれば、いい食事を摂るためにうまくお酒を利用してください、と言っている。おいしい赤身肉を食べるのに赤ワインがあるといいと思うならＯＫ、というわけだ。

もちろん、ワインがなくてもステーキをペロリと食べられる人なら、無理にお酒を飲む必要はない。

目的はあくまで良質なたんぱく質を摂ることにあるのだ。

お酒自体には栄養を期待できない

冒頭から酒好きを喜ばせるようなことを書いてしまった。

酒好きの皆さんは、ほくそ笑みながら今日は何を飲もうかと考え、こんなふうに思うかもしれない。

「おいしい魚料理には白ワイン」

「新鮮なお刺身にはやっぱり日本酒」

「ゆでたての枝豆にはビール！」

なんだか楽しそうだが、いいたんぱく質さえ摂れば、お酒は選び放題、飲み放題というわけではない。できればお酒は飲まないに越したことはない、と釘を刺しておきたい。赤ワインにはポリフェノールが多く含まれているから、赤ワインを飲みなさい、ということではないのである。

もちろん、良質なたんぱく質を摂らず、お酒のみ（つまみなし）、あるいは柿の種やポテトチップスといった糖質たっぷりの食品をつまみにする飲み方はＮＧである。

お酒は体のためになる栄養素が含まれていない飲み物と考えるべきである。あとで詳しく説明するが、ビタミンなどの栄養素がほとんど含まれていないにもかかわらず、アルコールを代謝する際には、多くの栄養素が使われる。つまり、栄養素をムダ使いするだけの飲み物なのだ。

だからこそ、つまみなしでお酒だけ飲んだり、空きっ腹の状態でいきなり飲んだりするのはおすすめしないどころか、絶対にやめたほうがいい。

あくまでも「いい食事（たんぱく質）を摂ること」がメインなのであって、お酒を飲むことを目的にしないのが重要なのだ。

お酒を飲むことで、食が進む

くどいようだが、ずっと健康でいたいなら、お酒は飲まないのがいちばんである。

このような本を書いておきながら身も蓋もないが、残念ながらこれが事実なのだ。

「お酒は百薬の長」と昔からいわれているが、私には、飲兵衛の言い訳に聞こえる。鎌倉時代の随筆『徒然草』でも、吉田兼好が「酒は百薬の長とはいへど、万《よろず》の病は酒よりこそ起《おこ》れ」とお酒の弊害を厳しく指摘している。

でもそれでは、この本はここで終わってしまう。

「そんなことを言わないで、おいしく健康に飲む方法を教えてほしい」という声に応えるためにも、私が考えるお酒のメリットを先に述べておこう。


改めて言うまでもないが、お酒を飲むと楽しい気分になったり、気分が高揚したりする。飲みすぎて説教をしはじめたり、同じ話を繰り返したり、抑制がきかなくなってハメを外してしまうケースもないわけではないが、「適量」であれば、お酒の席でのコミュニケーションは楽しいものだろう。

また、アルコールによって食欲が増進するのもメリットの1つだろう。アルコールは消化酵素の分泌を増やし、胃の動きを活発にして消化運動を亢進《こうしん》させる。これが、よくいわれる「食前酒」の効果である。

ただし、これもお酒が適量の場合である。飲みすぎると今度は、脳の視床下部《ししょうかぶ》にある満腹中枢が麻痺してしまい、食べすぎにつながってしまうため要注意である。

〝オーソモレキュラー療法的〟なお酒のいちばんのメリットを挙げるとすれば、前項でもお話しした、良質な栄養を摂る手段としてである。

お酒を飲むことによって食が進めば、食が細い人であっても良質な栄養を摂りやすい。これに尽きる。

しかし、消耗する栄養素もある

先に、アルコールを代謝する際には、多くの栄養素が使われると述べた。お酒を飲む際に、あわせて良質な栄養を摂ることが重要な理由はここにある。

ここで、改めてオーソモレキュラー療法について述べておきたい。

オーソモレキュラー療法とは、分子整合栄養療法ともいわれ、体内の栄養素を最適化することにより、さまざまな症状や病気を改善させる治療法である。具体的には、食事の変更とともに、ときには必要な栄養素をサプリメントで補っていく。

その基本的な考え方は2つある。

1つは、体内にもともと備わっている物質を意図的に操作すること。2つ目が、病気の改善に必要な材料の最適量を補充して、そのあとは体の代謝にまかせることである。

つまり、私たちの体、あるいは脳にある分子＝栄養素を最適な量にすることで、組織（臓器）や細胞の機能を向上させ、病態を改善しようとするのだ。

例えば、あるホルモンが不足している場合、外からホルモンを補充するといった治療法がある。しかしオーソモレキュラー療法では、ホルモンを外から補うのではなく、体内でホルモンをつくる材料となる栄養素を適切に補充することで、ホルモン不足を改善するのである。

私たちの体は、すべて食べ物からできている。だから食事を変えれば体も変わり、心も変わる。

ただし、一度乱れてしまった心身のバランスを戻すには、食事だけでは難しいことがある。そこで、ある期間、積極的にサプリメントで栄養補充をしていく、というのがオーソモレキュラーの考え方なのだ。

お酒に話を戻そう。

お酒を飲むと、アルコールが代謝される過程で多くの栄養素が失われてしまう。当然のことながら、これらの栄養が不足することで病気につながることもある。また、ただでさえ栄養が足りていない人は、さらに栄養不足が加速してしまう。

オーソモレキュラー療法では、「不調や病気は栄養不足からはじまる」と考える。だから、飲む人ほどしっかり栄養を摂ることが重要であり、それこそがいつまでも健康で楽しくお酒を飲み続ける秘訣なのだ。

お酒が引き起こす2つの栄養トラブル

「いやいや、自分は毎日お酒を飲んでいるけれども、特に不調を感じていないぞ」

なかにはこんな人もいるかもしれない。

しかし、一見お酒と関係ないようでいて、実はお酒を飲むことで栄養トラブルを引き起こしているケースが多々あるのだ。

そこで、お酒による栄養トラブルがないかを調べるチェックリストを用意した。

毎日お酒を飲む人は、次ページのチェックリストで、日常生活のなかで感じる不調や、日頃の生活習慣について、当てはまるものがないか確認してみよう。

お酒による栄養トラブルチェックリスト

日常的にお酒を飲む人で、以下のような症状や習慣がある人は、アルコール代謝の影響で栄養不足が起きている可能性があります。該当する項目にチェックしてください(何個でも可)。

	項目	チェック
1	飲んだ翌朝だるい。寝ても疲労感が残っている	□
2	集中力が続かない。記憶力が衰えている	□
3	常にストレスを感じている	□
4	仕事や勉強で頭を使うことが多い	□
5	甘い物、スナック菓子、清涼飲料水をほぼ毎日とる	□
6	口内炎がよくできる	□
7	飲んだ翌朝、下痢をする	□
8	食後にイライラしたり、眠くなる	□
9	パン、うどん、パスタなどの小麦製品をよくとる	□
10	牛乳、ヨーグルト、チーズなどの乳製品をよくとる	□
11	胃薬を常用している	□
12	抗生物質を服用することが多い	□

結果	
1〜6にチェックが2個以上ついた人	ビタミンB群不足タイプ (1章を参照)
7〜12にチェックが2個以上ついた人	腸内環境の悪化タイプ (2章を参照)
＊両方のタイプが当てはまる場合もあります。	

チェックしてみて、自身に当てはまるものがあっただろうか？

お酒を飲むうえで、オーソモレキュラー療法の視点から私が気になる問題点は2つある。

それが、

①ビタミンB群不足

②腸内環境の悪化

である。

お酒を飲むとビタミンB_1不足になる。これは飲酒によってビタミンB_1の吸収が抑制されることや、尿中への排泄量が増加することが原因と考えられている。

さらに飲酒習慣がある場合、飲酒時の食事内容が乏しい場合が多いため、ビタミンB_1の摂取不足も関係してくる。ポテトチップスや柿の種などのような簡単なお酒のつまみや〆《しめ》のラーメンなどは糖質に偏ることが多く、ビタミンB_1はこのような糖質の代謝でも大量に利用されてしまう。

ここではまず、お酒を飲む人はビタミンB_1が不足するため、十分な補給が必要であることを覚えておいてほしい。

ちなみに、ビタミンBにはいくつか種類があり、単体ではなく複合的に働くことから、ビタミンB群としてまとめて扱われることが多い。そのため、特別な場合を除き、ビタミンB群としての摂取が望ましい。またアルコール代謝では、同じくビタミンB群の1つであるナイアシンも深くかかわっている。


次に、腸内環境の悪化についてである。

実はアルコールは、腸を荒らす大きな原因の1つなのだ。

お酒を飲んだ翌日、便がゆるくなった経験がある人は多いのではないだろうか。実はお酒を飲むと、腸内細菌のバランスを崩してしまうのだ。その証拠に、禁酒をすると腸の調子がよくなる人は少なくない。

腸内環境が悪化すれば、胃で消化し、小腸に運ばれてきた栄養素を十分に吸収することができなくなる。さらには腸の粘膜が荒れることによって血糖値が上がりやすくなり、その後低血糖になる問題も出てくる。

いずれにしてもこの2つの大きな問題は、ともに栄養不足を招くものなのだ。
①のビタミンB群の不足については1章で、②の腸内環境の悪化については2章で詳し

く解説する。

お酒に「強い」「弱い」とはどういうことか

お酒に強いか弱いかは体質による、とはよくいわれる。たしかにその通りで、これにはアルコールを分解する速度が大きくかかわっていることが知られている。

アルコールを飲むと、まず胃で吸収され、次に小腸で吸収される。アルコールが吸収される速度にはほとんど個人差がないのだが、アルコールを分解する速度についてはかなり個人差が大きいのだ。

単純に言うと、アルコールの分解速度が速い人はお酒に強く、遅い人はお酒に弱いということになる。

一方で、お酒を飲むと顔が赤くなる人はお酒に弱く、赤くならない人は強い、とは言いきれない。

顔が赤くならないからお酒に強いと思って飲みすぎてしまうと、とんでもないことになる。アルコールの分解速度が速いとどんどん飲めてしまうが、その分、肝臓に大きな負担をかけることになる。

最初に「お酒に強いか弱いかは体質による」と述べたが、正確にはその人の「酵素活性」の問題だ。詳しくはあとで説明するが、アルコールの代謝にかかわっている酵素がいくつかある。その酵素の活性が高い人は体に残りにくい、低い人は体に残りやすいというわけである。そしてそれは個人差はもちろん、人種差も大きい。

ちなみに日本人などのアジア人（黄色人種）の半数近くはお酒に弱い。後述するアセトアルデヒド脱水素酵素（ＡＬＤＨ）の活性が低いため、アルコールを飲んだときに発生する有害物質であるアセトアルデヒドを分解しづらいのだ。

これに対して白人や黒人はほぼ１００％がＡＬＤＨの活性が高いため、アセトアルデヒドを分解できる人種である。だから白人や黒人がお酒を飲んで顔が赤くなったり、動悸《どうき》がしたり、頭痛がしたりすることは、非常にまれである。

一方、脳神経細胞自体にもアルコールに対する感受性というものがあり、これは〝訓練〟することができる。どういうことかというと、アルコールを頻繁《ひんぱん》に摂取するようになることで感受性が悪くなる、つまり酔いにくくなるということである。いわゆる耐性ができるのだ。

よく「以前はお酒に弱かったけれど、飲んでいるうちに飲めるようになってきた」という人がいるが、それは耐性ができたということだ。このようなタイプの人はたとえ飲めるようになったとしても、体へのダメージは変わらない。調子に乗って無理して飲み続けていると、体を壊してしまう危険性がある。

脳におけるアルコールの感受性にも個人差があって、遺伝的な部分が大きい。若いときからどんなに飲んでも酔っ払うことがない、という人にたまにお目にかかるが、脳のアルコールに対する感受性が極めて低く、酔う感覚がないのだろう。だからどんどん飲めてしまう。このような人が、アルコール依存症になりやすいといわれている。

お酒に弱ければ、適量でやめることもできるだろう。でもお酒に強い（と自分で思っている）ことが、体にダメージを与えるほどの飲みすぎにつながる。お酒に強いことは、必ずしもいいことではないのである。

それでもお酒を楽しみたいという人のために、この本はある。もちろん飲みすぎは論外だが、アルコールの分解速度の速い、遅い、脳の感受性が強い、弱いにかかわらず、お酒の分解（アルコール代謝）には栄養が深くかかわっている。

栄養を摂ることは、アルコールの代謝をサポートし、悪酔い、二日酔いを防ぐことにつながる。

お酒と楽しく、長くつきあいたいなら、本書を読んでぜひ実践していただきたい。

飲む人はつまみで積極的に栄養を摂ろう！

お酒自体には、体に有効な栄養素はほぼゼロである。

当然、お酒からは良質な栄養を摂ることはできない。でも、つまみからは栄養が摂れる。

だからお酒を飲むとき、どんなつまみを選ぶか、そしていかにお酒の害を消していくかは非常に重要だ。

酒好きの多くは、「おいしいお酒を飲むためにつまみが必要」という考えなのではないだろうか。お酒を飲んでいるときは、つい箸が止まり、つまみをほとんど食べないという強者《つわもの》さえいる。

しかし今日からは、発想を変えてほしい。「つまみ＝酒の供」なのではなく、「つまみの供＝酒」なのである。ぜひ、つまみにこそスポットライトを当ててほしい。

つまみを食べずにお酒だけ飲むと、胃腸からのアルコール吸収が速くなる。まずつまみをお腹に入れてからお酒を飲むようにしよう。

つまみで摂っておきたい栄養素は、しつこいようだが良質のたんぱく質である。赤身肉や魚はもちろん、豆腐や納豆、卵料理などもおすすめである。

次に、アルコールを飲むと不足しがちなビタミンB群、なかでもビタミンB1を摂ることも重要だ。ビタミンB1を多く含む食品はなんといっても豚肉。たんぱく質とも重なるが、赤身肉、豆腐や納豆などの豆類、ナッツなどである。

そのほかにも、アルコールの代謝を助ける栄養素、飲酒による体へのダメージを防ぐ栄養素などもある。

楽しく長くお酒とつきあっていくには、お酒の量、飲み方はもちろんのこと、栄養素を味方につけることがポイントなのだ。

次章からは、そのために今夜から使える知識を伝授していこう。

1章

切っても切れない、栄養とお酒の関係

アルコール代謝で失われる栄養素

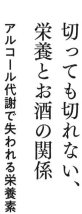

アルコール代謝のしくみ

「お酒に強い、弱い」に大きくかかわっているのがアルコールの代謝である。ここで、アルコールがどのように代謝されるかについて説明しよう。

ポイントとなるのは

・アルコール脱水素酵素（ADH）

・アセトアルデヒド脱水素酵素〈1型、2型あり〉（ALDH）

の2つである。

アルコール飲料の主成分は非常に低分子なエタノールであるが、以下、「アルコール」と表記することとする。アルコールの特徴は、代謝されずそのままの形で細胞膜を通過することである。つまり、吸収を抑制することができず、あればあるだけ入ってしまうというわけだ。

体内に入ったアルコールは、すぐに胃腸から吸収され、その大部分が肝臓で代謝される。

お酒の代謝のしくみ

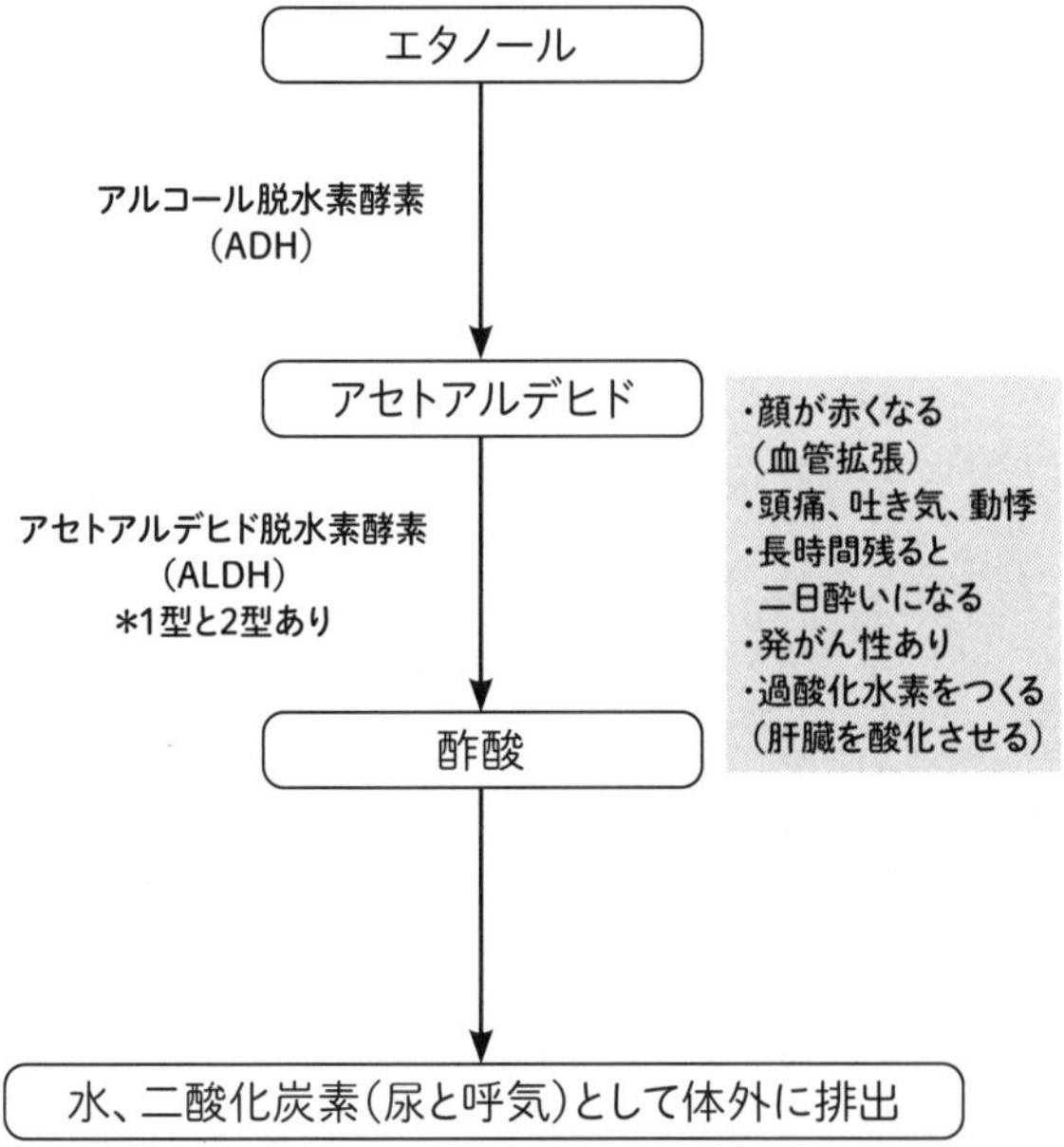

お酒（アルコール）は、おもに肝臓でアセトアルデヒドに代謝され、その後筋肉や心臓、ほかの臓器で無害な酢酸に代謝され、尿と呼気として体外に排出される。

そこでアルコール脱水素酵素（ＡＤＨ）によって、毒性の強いアセトアルデヒドという物質に分解される。

アセトアルデヒドは、アセトアルデヒド脱水素酵素（ＡＬＤＨ）によって、無害な酢酸《さくさん》に分解される。酢酸は末梢に運ばれ、水と二酸化炭素となって、尿と呼気で体外に排出される。

アルコールそのものにも細胞毒性はあるが、アセトアルデヒドは発がん性が非常に高い有害物質だ。

アセトアルデヒドが分解しきれずに体内に残り、血液中に増えると、頭痛や吐き気、動悸が起きたり、血管が拡張して顔が赤くなったりする。長時間残ると二日酔いになりやすい。また、飲むと顔が赤くなるかどうかは、ＡＬＤＨが大きくかかわっている。

序章でも少し触れたが、ＡＬＤＨの活性が高い人は、悪酔いしにくい。

ＡＬＤＨの活性は非常に個人差があるため、この活性が低い人は、アセトアルデヒドが血中に長時間残りやすく、がんにつながるなどのリスクもある。だから、前にも述べたように、飲むと顔が赤くなったり、お酒に弱い人が無理して飲んだりすることは、非常によくないことなのである。

なかにはＡＬＤＨの活性がまったくない人もいる。いわゆる「下戸《げこ》」である。お酒を少し飲んだだけでも顔が赤くなったり、気持ちが悪くなったりしてしまうタイプだ。

また、アセトアルデヒドの特徴として、非常に強い酸化物質だという点が挙げられる。アルコールが最終的に代謝された酢酸も、弱い酸性だ。ということは、お酒を飲むことは体内を酸性に傾けさせ、活性酸素を大量に発生させる。ひと言で言うなら、体をサビつかせ、老化や病気の原因にもなるのである。

主役級の活躍をする栄養素「ナイアシン」

アルコールの代謝の過程で特に必要な栄養素がある。それがナイアシンだ。

「ナイアシン」という名前を聞いて、どんな栄養素かスラスラ説明できる人がいたら、かなりの栄養通（？）と言えるだろう。それくらい、知っているようで知らない栄養素なのである。

ナイアシンは、ナイアシンアミド（ニコチンアミド）とナイアシン（ニコチン酸）の総称であり、かつてはビタミンB3とも呼ばれていたビタミンB群の一種である。

ナイアシンの効果の1つに、エネルギーの産生がある。私たちが酸素を使って効率よくエネルギーをつくる際、ナイアシンが必要になるのだ。


アルコールの分解にも、このナイアシンが欠かせない。

NAD（ニコチンアミドアデニンジヌクレオチド）は、ナイアシンが化学変化したもので、ナイアシンがないとつくれない補酵素だ。補酵素とは、酵素を働かせる脇役のようなもの。NADは、非常に多くの酵素の働きにかかわっている重要な補酵素であるだけに、あちこちで取り合いになってしまうほどの人気者なのだ。

NADがないと、アルコール脱水素酵素（ADH）も、アセトアルデヒド脱水素酵素（ALDH）も働くことができない。

つまり、お酒を飲めば、その代謝にナイアシンが大量に使われるため、ナイアシン不足になるということだ。ナイアシンが不足すれば、代謝がスムーズにいかないため、アセトアルデヒドが体内に長くとどまることになる。これが悪酔いや二日酔いを招くというわけだ。

ナイアシンを語るうえで忘れてはならないのが、序章で少し触れた、オーソモレキュラー療法の生みの親の1人であるエイブラハム・ホッファー博士である。

博士が興味を持ったのが、幻覚や幻聴を訴える精神疾患（統合失調症）だった。「精神疾患には脳のなかの物質の変化がかかわっている」という仮説を立てた博士は、ナイアシンを中心とした治療が、統合失調症にたしかな効果を上げることを確認したのだ。

ナイアシンが不足すると、ペラグラ（消化管症状のほか、幻覚や妄想を訴える）という病気になる。そこでホッファー博士は、同じ症状を訴える統合失調症の患者さんにも、ナイアシンが不足しているのではないかと考えた。

それからホッファー博士は、統合失調症の治療にナイアシンを用いていたが、統合失調症でなおかつアルコール依存症の患者さんにナイアシンを用いると、アルコール依存の症状まで改善することがわかった。

大脳の前頭葉《ぜんとうよう》には、ナイアシンの受容体（レセプター）がたくさんある。前頭葉とは、感情をコントロールしたり抑制したり、考えたりといった、人間にとって重要な働きをしている部位だ。だから、ここにナイアシンのレセプターがたくさんあるということは、脳に対して直接的な働きをしているのではないかと私は考えている。ナイアシンが不足していると、それを埋め合わせるかのように、アルコールによる依存につながる。逆に言えば、ナイアシンが十分にあれば、依存はなくなるというわけだ。

ナイアシンのアルコール依存症に対する応用も、ホッファー博士によってはじまった。私のクリニックでも、アルコール依存症の患者さんのアルコール離脱のために常に使用している。さらに、アルコールだけでなく糖質への強い依存傾向がある患者さんの治療にもナイアシンを使用し、良好な改善傾向を得ている。

ただし、アルコール依存症と診断されている人は、自己判断でナイアシンを摂取せず、必ず医師の指導のもとでおこなうようにしてほしい。

空きっ腹で悪酔いする理由

NAD（ニコチンアミドアデニンジヌクレオチド）は重要な補酵素で、体内で取り合いになっていると述べた。例えばどういうときにNADが大量に必要になるかというと、空腹が長く続いたときである。

空腹が長く続いて体内のブドウ糖がなくなると、脂肪は肝臓で分解されてケトン体という物質になり、血液中にエネルギー源として供給される。このケトン体をつくる際、脂肪酸をβ《ベータ》酸化することがはじまりになる。β酸化は、ビタミンB_2とともにＮＡＤを消費する反応なのだ。

そこで、である。空きっ腹でお酒を飲むのはよくないといわれるが、それは空っぽの胃にアルコールが入ると、すぐに吸収されて体に負担がかかるから、というだけではないのだ。

空腹の状態でアルコールを飲むと、ＮＡＤはケトン体の合成のほうに使われてしまうため、アルコールの代謝のほうにまわらず、アルコールの代謝が遅れてしまうのである。胃に食べ物がないから、ただでさえアルコールがすばやく吸収されてしまうのに、それに加えて、アルコールがなかなか分解されない。そのため酔いが強くなったり、悪酔いをしてしまったりするのだ。

もしも少量のお酒ですぐに酔っ払いたい人がいるなら、空腹で飲めばいいのかもしれないが、決しておすすめできるものではない。

私が「お酒は食事をしながら飲むもの」と言っているのは、こういうわけである。

食べながら飲めば、ケトン体合成のスイッチがオフになるため、NADはケトン体合成には使われず、アルコール分解に使われるようになるのだ。

食べても食べなくても、お酒を飲めば太る!?

ビール腹などといわれるように、飲酒者は肥満傾向の印象があるのではないだろうか？ビールに含まれる糖質が肥満の原因であるとか、アルコールは食欲を増すため通常よりも食べすぎてしまうことが肥満の原因ともいわれている。

これらは、飲酒者の肥満の大きな原因であることは否定しない。ところがお酒に含まれる糖質量やつまみのカロリーとは関係なく、単にアルコールを摂取すると、太りやすい体質に変わるのである。

前に、アルコールがアセトアルデヒドから酢酸へと変化する代謝の過程で、大量のNADが消費されると説明した。NADはアルコール代謝だけでなく、糖や脂肪の代謝にも深くかかわる補酵素なので、飲酒によるNADの大量消費は、糖や脂肪の代謝にも大きな影響がある。

アルコール性脂肪肝という病名がある通り、アルコールは内臓脂肪を増やすことが知られている。これはNADの減少によって脂肪をエネルギー源として利用できなくなり、中性脂肪が増えることが原因の1つである。この反応はつまみのカロリーとは関係がないため、恐ろしいことに適正カロリーでも中性脂肪が増加し、内臓脂肪が蓄積してしまうのだ。

さらにアルコールで食欲が増して食べすぎてしまうと、より太ってしまうという魔のスパイラルに陥る。

また、お酒そのものにもカロリーはある。よくお酒はエンプティカロリーだといわれるが、この言葉は勘違いされやすい。エンプティカロリー＝カロリーゼロではない。カロリーはあるにもかかわらず、栄養素が含まれていない、という意味なのだ。

アルコール1g当たりのカロリーは約7kcalである。糖質1g当たりのカロリーが約4kcalであることを考えると、アルコールは意外にも高カロリーなのである。

加えて代謝に必要な栄養素を含んでいないエンプティーカロリーであるため、体内にあるビタミンなど多くの栄養素を消費してしまい、結果として代謝が落ちてしまい太りやすくもなる。

大酒飲みといえば、メタボ体型を思い浮かべる人もいるかもしれないが、意外とやせ型の大酒飲みも多い。しかし、やせの大酒飲みは中性脂肪が高い傾向がある。つまり、〝メタボではないがお腹ポッコリ〟の場合には、アルコール性脂肪肝であることが多く、メタボ同様に糖尿病や血管病変のハイリスクととらえる必要があるのだ。

食べても食べなくてもお酒を飲めば太る。どうせ飲むなら良質なつまみとともに食べるようにしよう。

アルコール代謝に関係している意外な栄養素

アルコール代謝の過程で働いている酵素はまだある。それが「チトクロームＰ４５０」だ。

ほとんどのアルコールはアルコール脱水素酵素（ＡＤＨ）やアセトアルデヒド脱水素酵素（ＡＬＤＨ）によって代謝されるが、一部はチトクロームＰ４５０によって代謝される。チトクロームＰ４５０は、肝臓に多く存在している酵素だが、以前はお酒を飲むと顔が赤くなっていたのに、赤くならなくなってきたという人は、この酵素が頻繁な飲酒によって活性化している可能性がある。

お酒の代謝には栄養が欠かせない

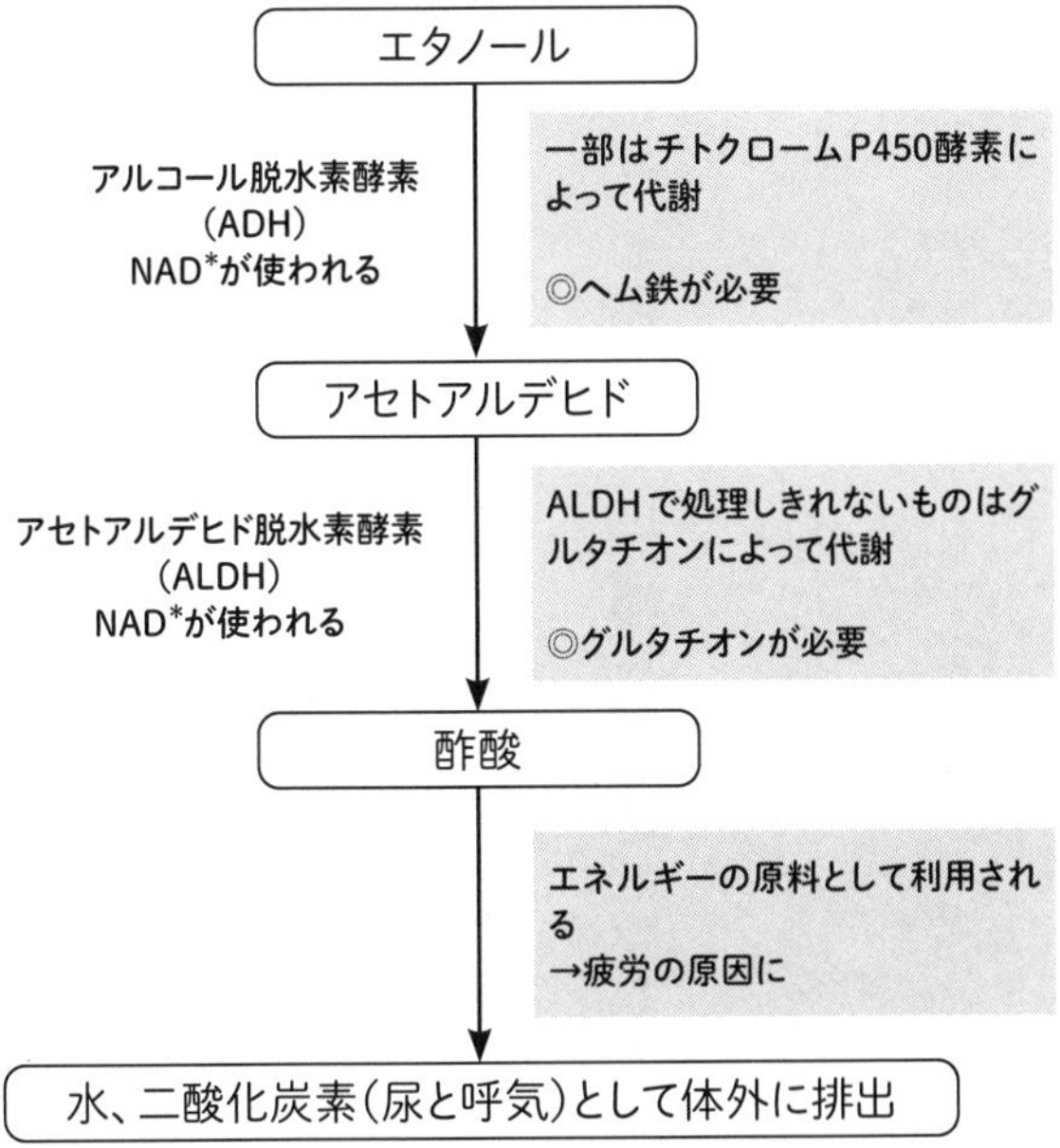

お酒（アルコール）の代謝の過程で働く補酵素には、ナイアシン、ヘム鉄、グルタチオンといったさまざまな栄養素が欠かせない。

＊NAD（ニコチンアミドアデニンジヌクレオチド）は合成にナイアシンが必要な補酵素

そして注目してほしいのは、チトクロームP450はヘム（鉄とポルフィリンという物質の複合体）を必要とする酵素、ヘム酵素であるということだ。そこで重要なのがヘム鉄である。ヘム鉄とは、肉や魚などの動物性食品に多く含まれている鉄分である。鉄が足りないとこの酵素は働きにくくなる。

慢性的に大量に飲酒をしている人の場合、ADHやALDHだけではアルコール代謝がしきれないため、チトクロームP450系の酵素が全アルコールの50％を代謝している。チトクロームP450以外にも、このあとお話しするグルタチオンなどを使わないと、アルコール代謝が追いつかない状態となっているのだ。

なぜ、お酒と薬を一緒に飲むと危険なのか

ところで、チトクロームP450酵素は、アルコールだけではなく、薬物の代謝もおこなっている。

薬もアルコールと同じく、肝臓で代謝される。「お酒と薬を一緒に飲んではいけない」とよくいわれる理由はここにある。

薬とアルコールが同時に体内に入ると、薬の代謝にもアルコールの代謝にも使われるチトクロームP450酵素は、両者で取り合いになってしまうのだ。結果、どちらの代謝も悪くなってしまう。

だからアルコールと薬の服用には、十分に注意する必要がある。

アルコール常飲者は、しらふのときでも薬の効きが悪くなる。それは、慢性的にアルコールを摂取しているため、アルコールとともに薬に対しても耐性がつくられてしまうことが原因と考えられている。

またアルコールと同時に薬を服用すると、アルコール代謝が優先的におこなわれてしまうため、薬の分解が遅くなり、効きが強くなり長引いてしまう。

特に糖尿病の薬や睡眠薬などの場合、作用が強く長時間になるため、低血糖になりやすくなったり、睡眠薬が強く効きすぎて昏睡《こんすい》状態になったりする。お酒と薬を一緒に飲むのは大変危険なことなのだ。

健康診断でおなじみの「γ-GTP」って何？

さらにもう1つ、アルコール代謝に欠かせない栄養素がある。それが、先ほど少し触れた「グルタチオン」だ。

グルタチオンは、グルタミン酸、システイン、グリシンという3つのアミノ酸が連なってできているペプチド（2つ以上のアミノ酸が結合したもの）で、細胞の多くに存在している。体の活性酸素を消去して酸化を防ぐ力（抗酸化力）があるため、近年ではアンチエイジング効果があるとして注目されている。美容皮膚科などでは、グルタチオンが「白玉点滴」などの名称でおこなわれているとも聞く。

しかし、グルタチオンの働きはそれだけではない。重金属の解毒や、アルコールの解毒などの作用もあるのだ。

アルコールの代謝過程において、アセトアルデヒド脱水素酵素（ALDH）によって処理できなかったアセトアルデヒドは、グルタチオンによって処理（解毒）される。アルコール代謝においては、本来グルタチオンは脇役に過ぎないのだが、大酒飲みの場合には主役級になってしまう。

グルタチオンがアルコールの代謝に使われてしまうと、当然、活性酸素を消去できなくなってくるため、酸化が進みやすくなり、結果として病気や老化につながってしまうわけである。

ちなみに、このグルタチオンの活性に関係する酵素が、健康診断の検査項目にもある「γ《ガンマ》-ＧＴＰ（γ-グルタミルトランスペプチダーゼ）」だ。お酒を飲む人には肝機能の値としておなじみのものだ。

酒好きのなかには、健診の前はこの数値を気にしてお酒を飲まないなどという人もいるが、それはやめてほしい。普段通りの飲酒量の生活をしているときのγ-ＧＴＰの数値を知ることは、とても重要なのだ。

グルタチオンは3つのアミノ酸がくっついたトリペプチドというとても単純な構造をしている。食材に含まれているグルタチオンの一部は、そのままの構造で吸収されて肝臓へ運ばれ、解毒の中心的な臓器である肝臓で利用される。

肝臓や全身の細胞内で解毒作用を発揮するグルタチオンは、食材由来のグルタチオンでは到底足りないため、それぞれの細胞内において自前で合成されるようになっている。γ-GTPは、肝臓や全身の細胞内でのグルタチオンの活性を調整する重要な酵素なのだ。

だからアルコールを飲んだときや薬を飲んだとき、γ-GTPの活性が上がるのは、当然のことと言えるし、上がらなければおかしいのである。

逆に大酒飲みなのに、「俺はγ-GTPの値が低い」などと自慢しているのは、喜ぶべきことではない。なかにはALDHの働きが強く、グルタチオンを必要としないくらい代謝ができている人もいるが、γ-GTPが活性化していない可能性もある。

飲んだ翌朝、だるいのにはワケがある

飲んだ翌朝、起きようと思っても体が重だるくて起き上がれない。這《は》うようにしてなんとか仕事に行っても、体がだるい。こんな経験をしたことのある酒飲みも多いのではないだろうか。

「二日酔い」という言葉で片付けるのは簡単だが、激しい運動をしたわけでもないのに、お酒を飲むとなぜ、翌朝は疲れが残ったような状態になってしまうのだろう。

その理由もまた、アルコールが代謝される過程にある。少々難しい話になるが、説明しよう。

（理由1）乳酸が増える

1つ目のキーワードは「乳酸」だ。

乳酸は激しい運動をすると血液や筋肉で急激に増えることから、疲労の原因物質と考えられていた。

ところがマラソンを走り終えた直後に調べてみると、血液中の乳酸の濃度は高くない。実際には、乳酸は代謝されエネルギー源として利用されるのだが、乳酸をエネルギー源として利用できないときには、乳酸は蓄積し疲労を感じる状態になっている。

つまり乳酸は疲労の原因物質ではなく、蓄積した乳酸を利用できないことが、ある種の疲労状態を招くと言い換えることができる。

そして、アルコール代謝時にも、激しい運動をしたときと同じように乳酸が大量につくられるようになるのだ。

お酒を飲むと、アルコールが代謝され、アセトアルデヒドに分解されることはすでに述べた通り。その過程で、NAD（ニコチンアミドアデニンジヌクレオチド）が大量に消費される。

実はこのNADは、形を変えてNADHになる。さらに、アセトアルデヒドが酢酸に分解される過程でも、同じようにNADが消費され、NADHになる。

簡単に言えば、お酒を飲むと、その代謝の過程でNADが大量に使われてなくなり、NADHが大量につくられるということになる。NADはNADHをリサイクルすることによってつくられるため、飲酒をするとこのリサイクル反応が進むことになる。このリサイクルは、代謝のさまざまな場面でおこなわれている。

その1つに、ピルビン酸から乳酸がつくられる反応がある。これは次項で述べるエネルギー産生（51ページ参照）と関係した反応だ。

飲酒によってアルコール代謝が優先されると、糖質からつくられるエネルギー源であるピルビン酸が、乳酸に変換されてしまう。これは糖質を摂ってもエネルギー源であるピルビン酸→アセチルCoA合成の流れに行かず、乳酸が増えてしまうということである。

NADはリサイクルされている

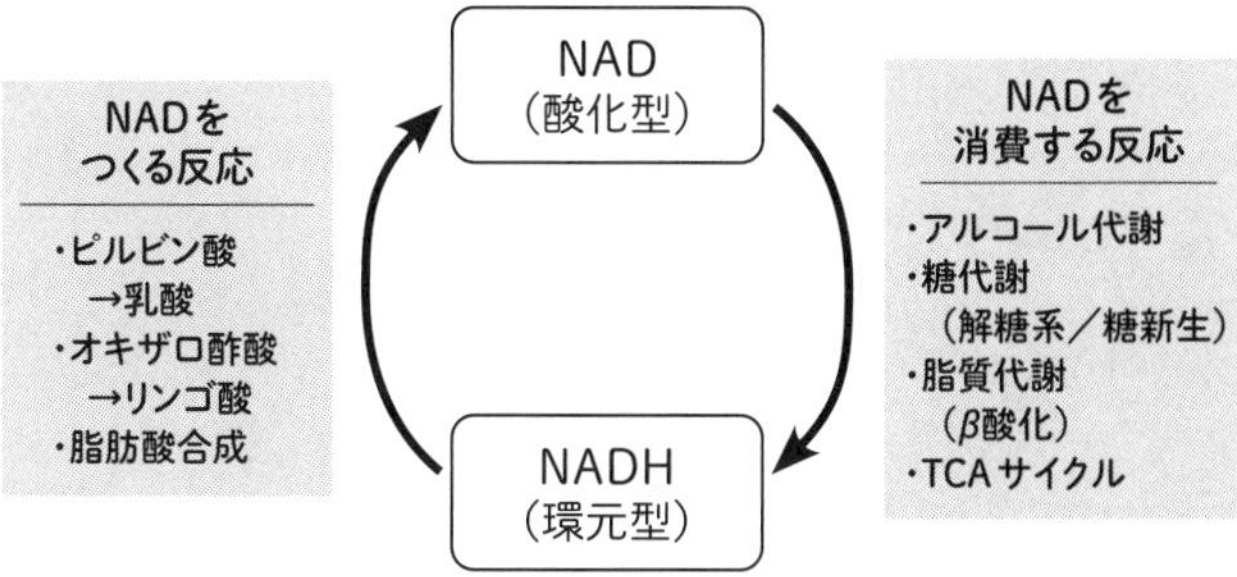

アルコール代謝によってNADが消費されると、ほかのNADを必要とする反応が抑制されてしまう。つまり、糖質や脂質の利用が低下し、低血糖も起こりやすくなり、エネルギーもつくりにくくなる。さらにアルコール代謝に必要なNADを確保するためにリサイクル反応が進み、乳酸や脂肪酸が合成され、TCAサイクル（51ページ参照）をまわすために必要なオキザロ酢酸が減ってしまう。

　ということは、お酒を飲んで乳酸が増え、疲れた状態で目覚めたときに、元気を出そうと思って砂糖がいっぱいの甘い飲み物を摂るのは逆効果ということになる。またお酒を飲んだあとの糖質たっぷりの〆のラーメンを食べるのは、太りやすいだけでなく、乳酸を発生させ、翌日のだるさの原因になる点からもおすすめしない。

（理由2）エネルギーがつくれない

　私たちの細胞のなかには、ミトコンドリアという細胞内でエネルギーをつくる発電所のようなものがある。ここでおこなわれているのが、ＴＣＡサイクルによるエネルギー産生なのだ。

食事を通して得られた糖質、たんぱく質、脂質を代謝することで、アセチルＣｏＡという エネルギーの原材料となる物質がつくられる。この三大栄養素からつくられたアセチルＣｏＡはミトコンドリアへ運ばれ、エネルギーを生み出すＡＴＰ（アデノシン三リン酸）に変換される。実際のエネルギーはＡＴＰが分解されるときにつくられるため、ＡＴＰは「生体のエネルギー通貨」などとも呼ばれる。

このエネルギー合成のしくみは、ＴＣＡサイクルといわれる通り、多くの中間代謝産物によってサークル状の回路を形成し、ビタミンＢ群の助けを借りて回路がグルグルまわり、その過程でＡＴＰがつくられるようになっている。

どのような反応であってもきっかけが必要となるが、ＴＣＡサイクルは、三大栄養素からつくられるアセチルＣｏＡと、アミノ酸代謝の過程でつくられるオキザロ酢酸という2つの物質の存在が出発点になる。つまりエネルギー通貨といわれるＡＴＰは、アセチルＣｏＡとオキザロ酢酸がなければ生み出されないのだ。

お酒を飲む人はアルコール代謝が優先されるため、つねにＮＡＤの需要が増え、ＮＡＤＨからＮＡＤがリサイクルされる反応が促進されることは前項で述べた通り。

エネルギー産生のしくみ

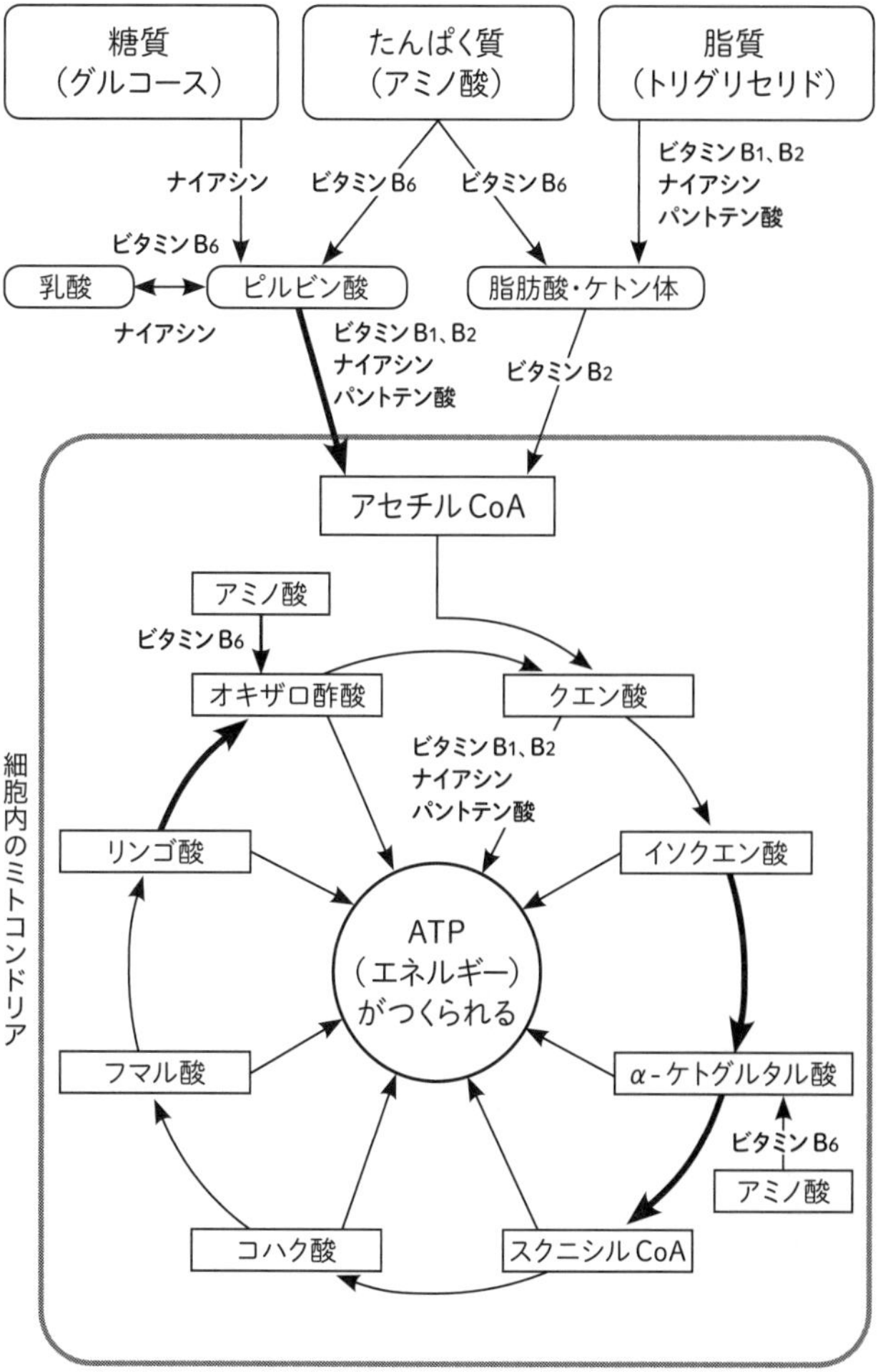

TCA サイクル（クエン酸回路）

➡ は NAD が必要な反応

このリサイクル反応のなかには、オキザロ酢酸からリンゴ酸をつくる反応も含まれる。つまりアルコール代謝が優先しておこなわれているときには、TCAサイクルをまわす出発点に必要なオキザロ酢酸が消費されてしまい、TCAサイクルがまわらなくなりATPがつくられないようになってしまう。いわばエネルギー不足状態となるわけだ。

（理由3）低血糖になる

もう1つ、飲んだ翌日のだるさの原因に、アルコール代謝の過程で低血糖を起こしやすくなることが挙げられる。普段からお酒をよく飲んでいる人や糖尿病の人がたくさんお酒を飲んだ場合は特に注意してほしい。

なぜ、アルコール代謝が優先されると低血糖になってしまうのか。そのメカニズムについて説明しよう。

食事を通して得られる血糖（血液中のブドウ糖）は、私たちの体のエネルギー源になる大切なものだ。

通常の場合、食事を摂ると血糖値はゆるやかに上がり、その後インスリンというホルモンの働きによりゆるやかに下がる。

しかし、食事によって大量の血糖が入ってきたり、インスリンの調節がうまくいかないと、血糖値が上がりすぎたり下がりすぎたりする「血糖調節異常」が起こる。これが低血糖症だ。

血糖値が下がりすぎると、体のエネルギー源が得られなくなってしまうため、私たちの体は「糖新生」というシステムで血糖値が下がりすぎるのを防いでいる。

例えば山で遭難したときに、水だけを飲んで何とか数日間しのぎ発見されることがある。そのようなときでも意識はしっかりしている。これは、食べ物を食べなくても体の脂肪を分解しエネルギーをつくり、糖新生によって血糖値を維持しているからである。

糖新生による血糖値の維持では、まず肝臓に蓄えられたグリコーゲンを分解し、ブドウ糖を血液中に供給する反応が起こる。ところが正常な人であっても肝臓のグリコーゲンの貯蔵量は少なくて、数時間で枯渇《こかつ》してしまう。飲酒習慣がある場合には、肝臓でのグリコーゲン貯蔵量は著しく減少しているため、ほとんどあてにならない。

肝臓のグリコーゲンからの糖新生がなくなると、体は別の方法で血糖値を維持しようとする。筋肉などに蓄えられたアミノ酸のうちブドウ糖へ変換することができる糖原性アミノ酸を材料に、おもに肝臓でブドウ糖をつくり血液中に供給して低血糖を防ぐのだ。

ちなみに、糖原性アミノ酸の代表の1つが、先ほど登場したオキザロ酢酸である。飲酒によってNADHからNADへのリサイクルが促進されると、オキザロ酢酸が消費されてしまうことはすでにお話しした通り。つまりお酒を飲むと、糖原性アミノ酸からのブドウ糖合成を抑制してしまうため、低血糖を起こしやすくなるのだ。

また、糖新生の材料の1つに乳酸がある。乳酸はピルビン酸へ変換され、肝臓でピルビン酸からブドウ糖がつくられ、血糖値の維持に使われる。

ところがアルコール代謝時には、NADHからNADへのリサイクルが促進されるため、乳酸がピルビン酸へ変換される反応が進まない。そのため乳酸を材料とした糖新生も抑制され、低血糖が起りやすくなる。

この糖新生は、脂肪を材料にしておこなわれることがある。糖質制限でやせる理由はここにある。

糖新生のしくみ

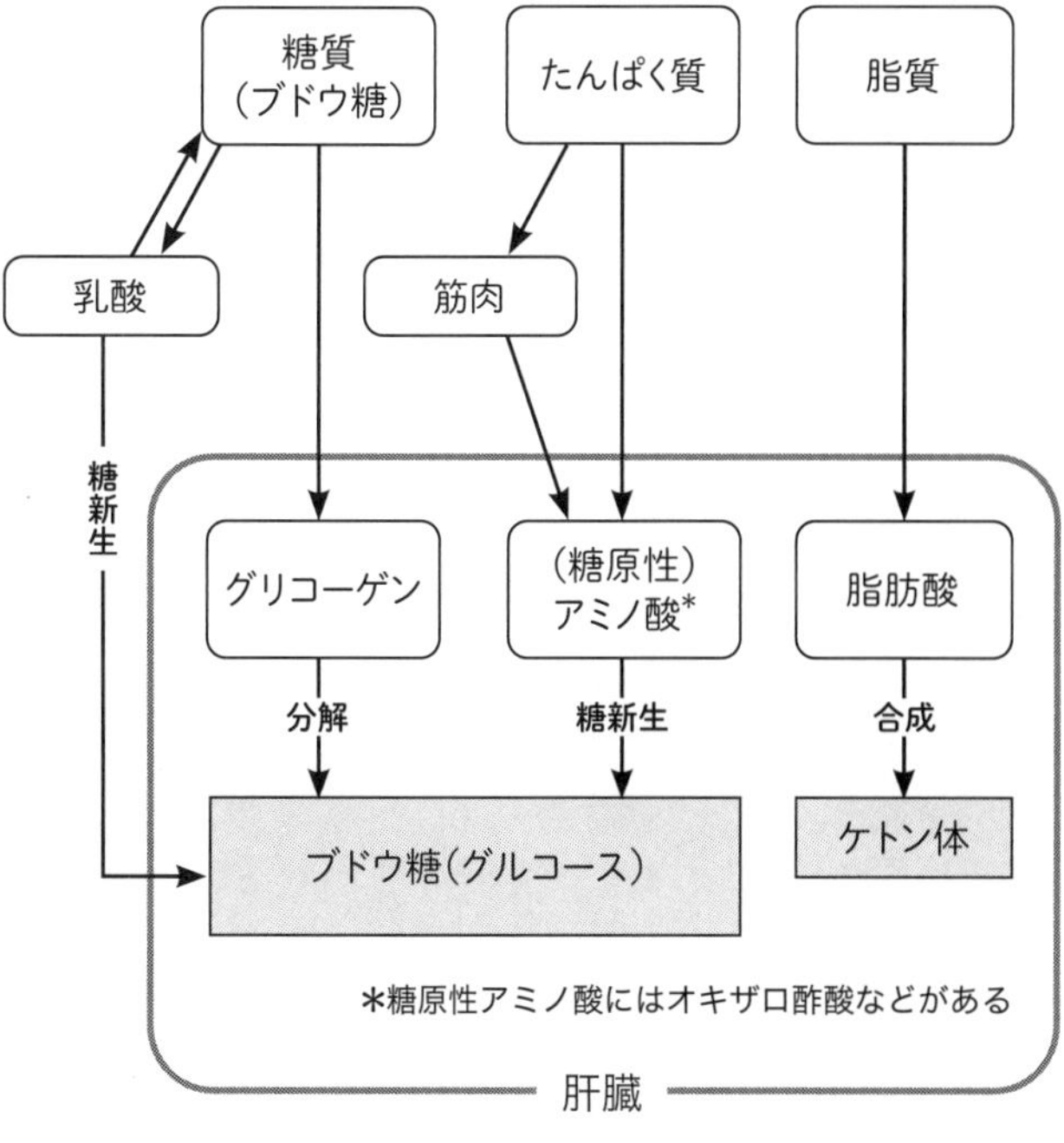

糖新生により、脳、体のエネルギー源をつくる

脂肪細胞に蓄えられている脂質はグリセロールという分子に3本の脂肪酸が結合した構造をしている。血糖値を維持するために糖新生がはじまると、脂質から脂肪酸が切り離され、エネルギー源として利用されて血糖値が下がりすぎないようにする。また脂肪酸が切り離されて生じたグリセロールは別の物質へ変換され、これを材料として糖新生が進むのだ。

この反応はNADを必要とする。アルコール代謝時にはNADがアルコール代謝に優先的に使われるために、グリセロールが糖新生へ利用できなくなるのである。

これは低血糖の原因になるだけでなく、脂質が利用できない状態となるため、脂肪肝や肥満の原因にもなる。飲酒習慣があるときに、なかなかやせないことや、やせていても脂肪肝であったりする理由の1つなのだ。

飲酒習慣がある人の低血糖は、今までお伝えしてきた代謝のトラブルだけでなく、後述するアルコールによる腸内環境の乱れも大きな原因である。

特に低血糖は飲酒した数時間後から起こることがあり、飲んだ夜の寝ているときに低血糖になる「夜間低血糖」を起こすことがある。

夜間低血糖になると、どんなにしっかり睡眠時間をとったつもりでも、体の疲れがとれず、朝からだるさを感じる。また、寝ているときも中途覚醒が起こったり、睡眠の質が落ちたりする。お酒を飲んで深い眠りについたはずなのに、早朝に目が覚めてしまった経験がある人もいるのではないだろうか。

これには自律神経（交感神経と副交感神経）がかかわっている。

寝ているあいだに血糖値が下がると、血糖値を上げるためにアドレナリンやコルチゾールなどの興奮系ホルモンが大量に分泌され、交感神経が優位になってしまう。交感神経が活性化すると体は活動モードになるため、寝ているどころではなくなり、目が覚めてしまうのだ。寝ていたとしても、悪夢を見たり、歯ぎしりが激しくなったり、寝汗をかくなど睡眠の質が悪くなる。そして翌朝、寝ているはずなのに、疲労感でぐったり……となるのだ。

お酒を飲まないと眠れないとか、お酒を飲んだ夜はよく眠れるといわれることが多いが、実際には睡眠の質は決していいものではない。夜間低血糖が起っていたり、乳酸代謝や脂肪酸代謝が抑制され、疲労と脂肪を蓄積する睡眠となっている可能性があるのだ。

なお、夜間低血糖は、腸の状態とも関係しているため、次章で詳しく説明する。

ビタミンB1不足が招く認知症リスク

ビタミンB1も、アルコールの代謝過程のさまざまな場面で消費される。

飲酒によるビタミンB1濃度を調べたところ、飲酒してから24時間後のエタノールの血中濃度（アルコール濃度）は0％であるのに対し、ビタミンB1の血中濃度は、72時間経ったあとでも低いままだったというデータもある。アルコールは1日経てば抜けてしまうが、ビタミンB1は3日経ったあとでも元に戻らず、不足状態が続いてしまうということだ。

では、ビタミンB1が不足すると、何が起こるのか。

お酒をよく飲む人に見られる精神症状を示す病気に「ウェルニッケ脳症」がある。その症状は、ビタミンB1不足により起こるといわれている。

ウェルニッケ脳症については、まだわかっていないことが多いのだが、ビタミンB1（チアミン）不足によって起こり、平衡感覚の喪失、錯乱、眼球運動の異常などの症状がある。アルコール依存症の患者にもとても多い病気である。

治療には、大量のビタミンB1の点滴投与がおこなわれる。適切なタイミングでビタミン

B1を補充しないと、続発症としてコルサコフ症候群（記憶障害を主症状とした認知症の1つ）になってしまう。

これとは別に、アルコール性認知症の発症にもビタミンB1不足がかかわっているという説がある。

ウイーン大学の研究チームは、ビタミンB1不足があると、脳内の鉄沈着が増え、アルツハイマー型認知症に近い形になり、認知症のリスクが上がるのではないかと報告している。脳への鉄沈着は、神経組織に障害を起こすこと、お酒をよく飲む人では、この鉄沈着が脳のある特定の場所に起きていることがわかっている。

では、脳に蓄積した鉄をなくせばいいのではないか、ということで、鉄を体外に排出するキレーション治療をおこなう人もいる。

しかし、この研究チームによると、どうやらビタミンB1不足があると、血液脳関門の機能に破綻が起きて、鉄が脳に大量に入ってしまうという。

血液脳関門とは、「ブラッドブレインバリア」ともいわれる、脳の関所のようなもの。脳の毛細血管だけに備わっている特殊なシステムだ。

脳の毛細血管は、その壁をつくっている細胞のあいだが狭くなっていて、脳のなかに入ってくる物質を制限している。なぜなら、脳にとって不必要なものやよくないもの、害になるものをシャットアウトするためだ。この関所があることで、脳は守られているのだ。

ところが、鉄が蓄積していると、この関所が開きっぱなしになってしまう。さらには鉄があると、酸化ストレスも促進してしまう。

それを防ぐのがビタミンB1だ。ビタミンB1を摂取することで、血液脳関門の機能破綻が抑制され、アルコール性の認知症を予防する可能性があるのだ。

ビタミンBは「古くて新しい栄養素」といわれることがある。よく知られたビタミンB1は、実は酒飲みにとって心強い味方だったというわけだ。

日常生活はビタミンB群を減らす要素だらけ

ビタミンB1をはじめとするビタミンB群は、もはや酒飲みにとって手放せない存在だ。だが、ビタミンB群はアルコール代謝だけではなく、日常生活のあらゆる場面で消費されてしまう栄養素でもあるのだ。

ビタミンB群のいちばんの消費の原因は、なんといってもストレスだろう。ひと言でストレスと言っても、精神的なストレスを指すだけではない。勉強をしたり、仕事をしたりといった頭脳労働でもかなり消費されてしまうことがわかっている。

ボランティアの大学生に頼んで、ストレスがかかっているときに、どんなふうにビタミンB群が消費されるのか、調べた実験がある。

まず、難解な数学のテストを数日かけて数回おこない、その後の尿中のビタミンB1の代謝産物を調べた。すると、テストというストレスを与えたあとは、尿中のビタミンB1の代謝産物は増える。それだけビタミンB1が消費されたということだ。

この実験で驚いたのは、たった1回のストレスを与えただけでもビタミンB1が消費されたということと、テストをやめたその翌々日になっても、さらに代謝産物が増えていたということである。

ということは、ストレスを受けたそのときだけでなく、一度ストレスが与えられると、ビタミンB1の消費が長く続いてしまうのだ。

だからストレスを受けるということは、とめどなくビタミンB1を消費してしまう。

お酒を飲んでストレスを解消しているとしたら、それがビタミンB1消費のダブルパンチになるということだ。

さらに、ビタミンB群は、別名「代謝ビタミン」と呼ばれているように、アルコール以外にも、あらゆるものの代謝に使われている。

私たちが食事で摂るたんぱく質や脂質、糖質などは、そのまま体の一部になるわけではない。胃腸で消化・吸収されてはじめてエネルギーとして使われる。このエネルギー代謝に欠かせないのが、ビタミンB群である。

糖質を大量に摂取すると、ビタミンB群は糖の代謝に使われてしまう。糖質依存の食生活を送っている人は、慢性的にビタミンB群不足となる。糖質だけではない。偏った食習慣やカフェイン、薬の服用、喫煙などでも消費されてしまうのだ。

ウコンの本当の「力」とは

お酒を飲む人にとって、「飲む前の友」と言えるのが、ウコンだという——と他人事のように言うのは、あくまでも酒飲みから聞いた話であるということと、私自身はウコンを摂ってからお酒を飲むことはなく、効果を実感したことはないからである。

では、お酒を飲む人にとってウコンは本当に効果があるのだろうか。

繰り返しになるが、オーソモレキュラー療法的・飲酒〝前〟のアドバイスとしては、

・空腹時に飲むのは避けること

・ナイアシン、ビタミンB群、亜鉛などアルコール分解に必要な栄養素を摂っておくこと（これについてはさらに3章で詳しく説明する）

大きくはこの2つになるが、ウコンについても、その主成分であるクルクミンに、いくつかの効果が確認されている。

お酒を飲む前にウコン（クルクミン）を摂ると、何も摂らなかった場合と比べて血中のアルコール濃度は低くなる。だから悪酔いはしにくくなるし、二日酔いの予防にもなるだろう。

また、ウコンを摂ったほうが、平衡バランスも保ちやすくなるという。つまり、平たく言うと、酔いにくくなるということだ。

しかし、お酒が好きな人は、ある程度は酔っ払いたいから飲むのではないだろうか。お

酒を飲んで酔っ払いたい人は、むしろウコンを摂らないほうがいいのではないか、という考え方もある。「ほどよく酔っ払いたい」と思っていたはずが、適量で抑えられず、気づいたときにはいつも飲みすぎてしまう、という人にとっては必要かもしれないが……。

では、クルクミンとはどういう成分なのかというと、ポリフェノールの一種である。ポリフェノールとは、植物が光合成によって生成する抗酸化物質のことをいう。健康意識の高い人ならよく知っているであろう、カロテノイドやアントシアニン、イソフラボン、カテキンなどもポリフェノールの一種であり、植物の色や苦味のもとになっているものだ。ウコンは黄色いが、この色こそが、ポリフェノールに由来している。

ポリフェノールは、炎症を抑える作用が強く、抗酸化作用も強い物質である。これらの作用が影響していることが大きいだろう。

ウコン（クルクミン）には一定の効果があることは確かなようだ。

しかし、先述したように〝飲む前に（ウコンを）飲む〟ことで、二日酔いの心配が減ったからと、いくらでも飲んでいいというわけではない。それでかえって酒量が増えてしまっては、本末転倒である。

なお、ウコンについては、肝機能障害をもたらす可能性が指摘されている。もともと肝機能障害があるときには、ウコンによる悪化が起こる可能性が高いことが知られている。ただ、ウコンが浸透し、日常的に使用している人が増えていることも、健康被害の報告が多くなる理由ともいわれている。歴史的に見てもウコンは古くから利用されており、肝機能に問題がない人にとっては心配する必要はないと思われる。

いずれにしても、ウコンを免罪符のように使い、深酒を繰り返すようなことはするべきではないだろう。

2章

腸の不調はお酒が原因だった!?

飲んだ翌日、お腹の調子が悪い人は要注意！

お酒は腸内細菌のバランスを乱す！

序章で、お酒が引き起こす栄養トラブルとして、腸内環境の悪化を挙げた。

お酒のトラブルといえば、多くの人が「肝臓」のトラブルを想像するかもしれない。たしかにお酒を飲むことが肝臓に負担をかけていることは間違いない。

しかし私が注目しているのは、アルコールが腸内環境を乱してしまうという事実のほうである。

アルコールを飲んでいる人の腸内細菌には、小腸におけるグラム陰性桿菌《かんきん》が増殖していることが指摘されている。

グラム陰性桿菌とは、大腸に多く生息する常在菌で、いわゆる大腸菌もこのなかに含まれる。基本的には強い病原性は持たないが、腸内環境の変化などによっては毒性が亢進することがある。

栄養素の吸収はおもに小腸でおこなわれるが、小腸にはもともと腸内細菌の数は少なく、グラム陰性桿菌は大腸と比較すると非常に少量である。しかしアルコールによって、大腸ではあまり悪さをしないグラム陰性桿菌が、小腸で増殖してしまうのだ。

このように、本来は大腸に多くいる腸内細菌が、小腸などの上部の消化管に多くなってしまう病態を「ＳＩＢＯ《シーボ》」という。

ＳＩＢＯとは、「小腸内細菌異常増殖症」のことである。一時話題になったので知っている人もいるかもしれないが、最近、非常に増えている病気である。

食べ物を消化・吸収する小腸には本来、あまり多くの腸内細菌は存在しない。ところがいろいろな要因で小腸内に細菌が増殖してしまい、お腹が張ったり、多量のガスが発生したりしてしまうのだ。ひどい場合には、太っているわけではないのに、目に見えて腹部がぽっこり出てしまう人もいる。

人間の消化管には、６００兆個、重さにすると１・５kgもの細菌がいる。

その配分は71ページの図の通りだ。

胃、小腸（十二指腸、空腸、回腸）は、食べ物を消化・吸収する場所である。

それと大腸の腸内細菌の数を比べてみてほしい。ケタ違いに細菌の数が多いことがわかるだろう。

本来は存在する腸内細菌がとても少ないはずの小腸に、腸内細菌が増えることは、異常だということがおわかりいただけるのではないか。

胃酸の分泌を抑えることのデメリット

ＳＩＢＯを発症する原因の1つに、胃酸の減少が挙げられる。

胃酸は殺菌力が強いため、小腸に菌が入るのを防いでくれる役目がある。つまり、ＳＩＢＯを防ぐためには、胃酸を出すことが重要なのである。

だからお酒を飲んだ翌日、胃がムカムカするからといって胃薬（制酸剤）を飲んで、胃酸の分泌を抑制してはいけないのである。

ＳＩＢＯでは食後の上腹部不快感があるため、胃薬を処方されることがある。胃薬の多くは胃酸の分泌を減らす作用がある。特に最近では逆流性食道炎と診断されると強力に胃酸分泌を抑制する薬が処方され、腸内環境を乱し、ＳＩＢＯの引き金になってしまうのだ。

たしかに胃酸が過剰に分泌されることで胃の不快症状は起きるし、胸やけもするかもしれない。だからといって胃酸の分泌を薬で抑えようとすると、今度は腸内細菌のバランス

人間の消化管にいる細菌群

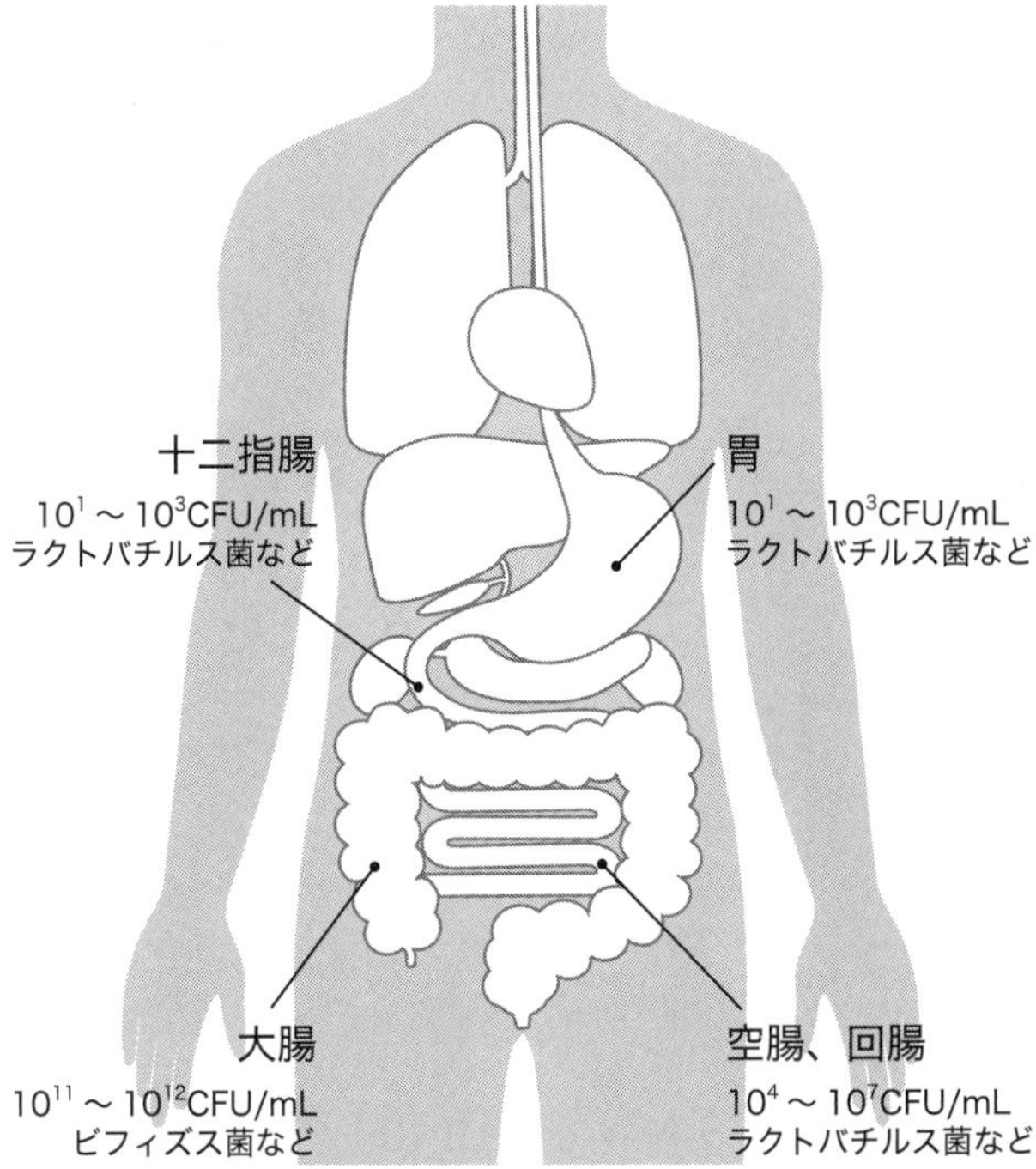

＊CFU/mL は菌の量を示す単位。100CFU/mL では、1 mL 中に菌が 100 個存在することを示す。

大腸には特に多くの菌（腸内細菌）がいる。
小腸（十二指腸、空腸、回腸）にもこれらの菌が増えると、腸のトラブルにつながる。

が乱れてしまう。飲酒による胃の不快感があるときには、治療に使う薬により注意が必要だ。

また、ＳＩＢＯの原因に、発酵食品の摂りすぎがある。

発酵食品は、腸内環境を整えてお腹の不調を改善してくれるのでは……と思われるだろう。ところが発酵食品の摂りすぎによって大腸の腸内細菌が増えすぎてしまい、それが逆流して上部の消化管まで達してしまい、ＳＩＢＯを引き起こすと考えられているのだ。

お腹にいいと思って食べていた発酵食品で、かえって腸内環境を悪化させてしまう可能性があるのである。

ところで、腸内細菌自体が、私たちにビタミンを供給してくれていることをご存じだろうか。

なかでもビフィズス菌をはじめとした善玉菌といわれる腸内細菌は、腸内でビタミンB_1、B_2、B_6、B_{12}、パントテン酸、ビオチン、葉酸などのビタミンＢ群を生成してくれるのだ。

繰り返しお話ししているように、ビタミンＢ群はアルコールの代謝に不可欠である。アルコールで腸内細菌が乱れていると、ビタミンＢ群の生成も減少し、よりビタミンＢ群不足は加速する。すると、アルコールを代謝する際にもトラブルが起こりやすくなるという、負のスパイラルに陥ってしまうのだ。

飲んだ翌日の下痢は腸からのSOS

飲んだ次の日、下痢気味になるという人がいる。なかには、普段は便秘気味だが、お酒を飲むと下痢気味になるので、便秘が続いたときはお酒を飲むようにしているという自己流の荒療治をする人もいるようだ。

しかし、お通じがあって喜んでいる場合ではない。もうおわかりだと思うが、飲んだ翌日に下痢をするのは、腸内環境が悪化しているサインなのである。

アルコールを飲むと、まず胃で吸収されたあと、つぎに小腸で吸収される。小腸には一面にひだのような突起が広がっており、胃よりも吸収する面積が広い。そのため、アルコールを吸収する量が多く、そのスピードも速いのだ。

アルコールは粘膜へ直接刺激を与えるため、胃では血流障害が起こる。例えばピロリ菌などの原因がないにもかかわらず、胃粘膜に炎症が起き、小さな潰瘍やびらんなどが生じてしまう。

この直接刺激が腸で起これば、下痢につながっていく。

また大腸では水分や電解質が吸収されるが、アルコールは浸透圧（水分を引きつける力）が高い。そのため、アルコール摂取により大腸での水分や電解質（ナトリウム、クロール）の吸収が悪くなり、水分と電解質の排出量が増える。さらに、糖や脂肪の分解・吸収も低下し、下痢を起こしやすくなる。

さらには、腸内環境が乱れ、腸に炎症を起こしている場合（腸の炎症については後述）、便の水分量が増えて、下痢をすることもある。

なかには飲んだ翌日にお腹を下すだけではなく、鼻がつまるという人もいる。これらはみな、粘膜が炎症を起こしてむくみ、荒れているというサインなのだ。

腸の粘膜に炎症が起こる「リーキーガット症候群」

そう、常にアルコールを飲んでいる人の腸は、荒れている。腸が荒れているというのは、炎症を起こしているということだ。

難しい言葉を使えば、お酒を飲むことによって「腸粘膜の透過性が進む」。

このように聞くと、栄養素などが吸収しやすくなるように思われるがそうではない。未消化な栄養素が吸収されることになり、アレルギーの原因になったり、本来は健康な腸粘膜によってブロックされるはずの、体にとって毒性を持つ物質も吸収されるようになってしまうのだ。

腸の粘膜は、細かい網目のようになっている。健康な腸粘膜は、網の目が細かく、小さな分子だけを通す。ところが腸粘膜が荒れてしまうと網の目は粗くなる。腸管の上皮細胞にある、細胞と細胞をつなぐ接着剤の役目をするタイトジャンクションがゆるんでしまうためだ。

すると、十分に分解されていない、大きな分子のものまで通してしまう。本来は腸内に吸収してほしくないものまで、なんでも通してしまうということになる。

このように腸粘膜の透過性が進み、さまざまなトラブルを引き起こす病態を「腸管壁浸漏症候群＝Leaky Gut Syndrome（リーキーガットシンドローム）」という。「腸もれ症候群」などともいわれる。

最近では、Leaky Gut Syndromeを略して「ＬＧＳ」などといわれることも多くなり、少しずつ知られるようになってきた。

これまでも、グルテン（小麦に含まれるたんぱく質）やカゼイン（乳製品に含まれるたんぱく質）が、リーキーガット症候群を招くといわれてきた。

パンやクッキー、ラーメンやパスタなどの小麦製品や、牛乳やチーズ、ヨーグルトなどの乳製品が腸粘膜を荒らす原因とされてきたのだが、それに加えてアルコールも腸粘膜を荒らすということだ。

実際、小麦や乳製品をやめると、腸の状態がよくなると実感する人は非常に多い。そしてお酒をやめると、お通じがよくなったという声もまた多い。

ただ腸が荒れていく過程は、小麦や乳製品に比べ、アルコールのほうがより直接的だと言える。飲酒による腸内細菌の変化だけでなく、胃粘膜や腸粘膜へのアルコールの直接的な刺激もＬＧＳを引き起こす原因になると考えられる。

単純に考えて、アルコール度数が高くなればなるほど、その刺激も大きくなるだろう。

もっと言えば、アルコールに長く、たくさん接していればいるほど腸粘膜のダメージは大きくなっていく。アルコール度数にかかわらず、長時間飲んだり、大量に飲んだりすれば、同じように腸粘膜は炎症を起こすのだ。

酒好きには難しいかもしれないが、短時間でサクッと飲むのがいいのである。

さらにもう1つ、タイトジャンクションがゆるむと、困ったことが起こる。ＰＹＹ（ペプチドＹＹ）と呼ばれる食欲抑制ホルモンが低下してしまうのだ。

ＰＹＹは、食べ物を食べたときの刺激などにより腸でつくられるホルモンで、小腸に多く分泌されている。

飲んでいるとき、お腹いっぱいなのについついつまみの追加を頼んでしまうのは、ＰＹＹが低下することによって、食欲が増進してしまうことも一因かもしれない。

食後の眠気、イライラ、アレルギー……原因は腸!?

腸のタイトジャンクションがゆるみ、リーキーガットの状態になると、大きな分子のものまで通してしまうと述べた。当然、たんぱく質も大きな分子のまま侵入してしまうから、それが抗原となって免疫が過剰に反応し、アレルギーを起こしやすくなる。

アレルギー症状がひどい人は、たいてい腸の状態が悪く、便秘や下痢などの症状を訴える人が多いことからも、腸とアレルギーはかかわりが深いことがわかる。お酒を飲むとアレルギー症状が悪化するのを実感している人もいるのではないだろうか。いろいろな理由があるが、その1つに腸の問題もあるのだ。

腸のタイトジャンクションがゆるむと、血糖値も上がりやすくなる。

タイトジャンクションがゆるむことで、本来であれば腸内にあるべきさまざまな細菌や食物成分が体内に入ってきてしまうと、体のほうではさまざまな場所に炎症が起こってくる。なかでも肝臓に炎症が起こると、インスリンというホルモンの効きが悪くなる。これは「インスリン抵抗性」といわれる。

1章で述べたように、インスリンは膵臓《すいぞう》から分泌されるホルモンで、血糖を下げる作用がある。血液中にインスリンが分泌されているにもかかわらず、インスリンの効きが悪くなると、血糖を下げられなくなる。この状態が慢性化してしまうのが糖尿病だ。

インスリン抵抗性があると、食後、血糖値が急激に上昇し、ピークを迎えると急激に下がったりする。あるいは、血糖値が上がったり下がったりと乱高下を繰り返すパターンもある。

このように血糖のコントロールがうまくいかず、血糖が高い状態が続くと、糖尿病になる可能性もある。そのほかにも食後に起こるひどい眠気やイライラなども、血糖と関係している。

困ったことはまだある。インスリン抵抗性があると、膵臓は余計にインスリンを分泌しなければならなくなる。

実はインスリンには、脂肪を合成する働きもあるのだ。そのため余分なエネルギーが脂肪細胞に送られることになり、脂肪の合成が促進され、どんどん太りやすくなる。内臓脂肪が増えていき、脂肪肝にもつながっていくのだ。

習慣的な飲酒は胃も腸もダメにする

ＳＩＢＯとＬＧＳは、下痢や便秘などの便通トラブルだけでなく、過敏性腸症候群の原因にもなる。また花粉症を含む各種アレルギー性疾患、糖尿病などの生活習慣病、さらにはＮＡＳＨ（非アルコール性脂肪肝炎）などの原因不明の脂肪肝との関連が指摘されるようになり、腸を整えることが全身疾患の改善に有効であると注目されるようになった。

また、ＳＩＢＯもＬＧＳも単独の原因で起こる病態ではなく、生活習慣やこれまでの投薬の影響など、多くの要因が重なり引き起こされるものと考えられている。

そのなかでも食習慣は大きな要因である。特に習慣性の飲酒は、これまで述べたように腸内細菌のバランスを乱すだけでなく、アルコールによる粘膜への直接的な刺激もあり、大きな要因と言える。

前にも述べたように、小麦製品に含まれるグルテンや乳製品に含まれるカゼインも腸粘膜を刺激する。そのためグルテン（gluten）とカゼイン（casein）を除去するグルテンフリー・カゼインフリー（ＧＦＣＦ）ダイエットも、腸内環境を整えるのに有効だ。

翌日の仕事に悪影響を与える「夜間低血糖」

お酒を飲む人のなかには、自分でも気づかないうちに夜間低血糖を起こしている人もいる。

夜間低血糖については１章でも少し触れたが、寝ているあいだに低血糖が起こり、質のいい睡眠がとれないため、寝ているのに疲れがとれない、朝起きられない、翌日の仕事のパフォーマンスに悪影響を与える（会議中に眠気が襲ってくる人もいる）など、日常生活に多くの支障が出てくることがある。

お酒を飲むと、糖新生という糖質以外の物質からエネルギーをつくる流れがうまくいかず、低血糖になりやすくなる。それが寝ているあいだに起こるのが、夜間低血糖というわけだ。

お酒を飲むと爆睡できる、気持ちよく眠れると思っている人は、実はまったくの思い違いをしている可能性が高い。もしかすると夜間低血糖になっているのかもしれないのだ。

酔っ払って駅のベンチや道端で寝ている人もいるが、ただ酔っ払っているのではないのかもしれない。低血糖が起こり得る危険な状況は、体のなかでアルコールを分解しているあいだずっと起こっている。大量にお酒を飲んで寝ると、かなり長時間、低血糖のリスクにさらされていることになる。

夜間低血糖が起こると、交感神経が優位になる。寝ているのに力が入ってこわばっていたり、歯ぎしりをしたりして、まったく体は休まらない。なかには朝起きると筋肉痛があるという人もいるほどだ。飲んだ翌日に疲れがとれない、体がだるい原因の1つが夜間低血糖なのである。

2011年の9月、ヨーロッパの糖尿病学会で、重篤ではない夜間低血糖がある場合の個人の生活、健康などに及ぼす影響についてネット調査した報告があった。

その結果は、大部分の人の睡眠の質に影響があり、13%の人は睡眠の途中で目覚めてしまう（中途覚醒）と、眠れなくなってしまった。さらにその翌日には、22・7%の人が遅刻や終日勤務ができない状況になり、31・8%の人が会議や作業を休むなど、仕事への悪影響が出たという。

それだけではなく、低血糖そのものへの恐れや、「二度と目覚めることができないのではないか」といった恐れ、不安、罪悪感を覚えた人もいた。体のみならず、精神的な影響も大きいのである。

24時間持続血糖測定でわかった、翌朝の不調の原因

今から2年ほど前、ある雑誌の女性記者がクリニックに血糖値についての取材に来たことがある。そのとき、体験も兼ねて、随時血糖測定検査をした。

随時血糖測定検査とは、血糖調節異常を調べるための検査である。日々の食事日記とと

寝ているあいだに血糖値が乱れている!?

【正常な血糖曲線】

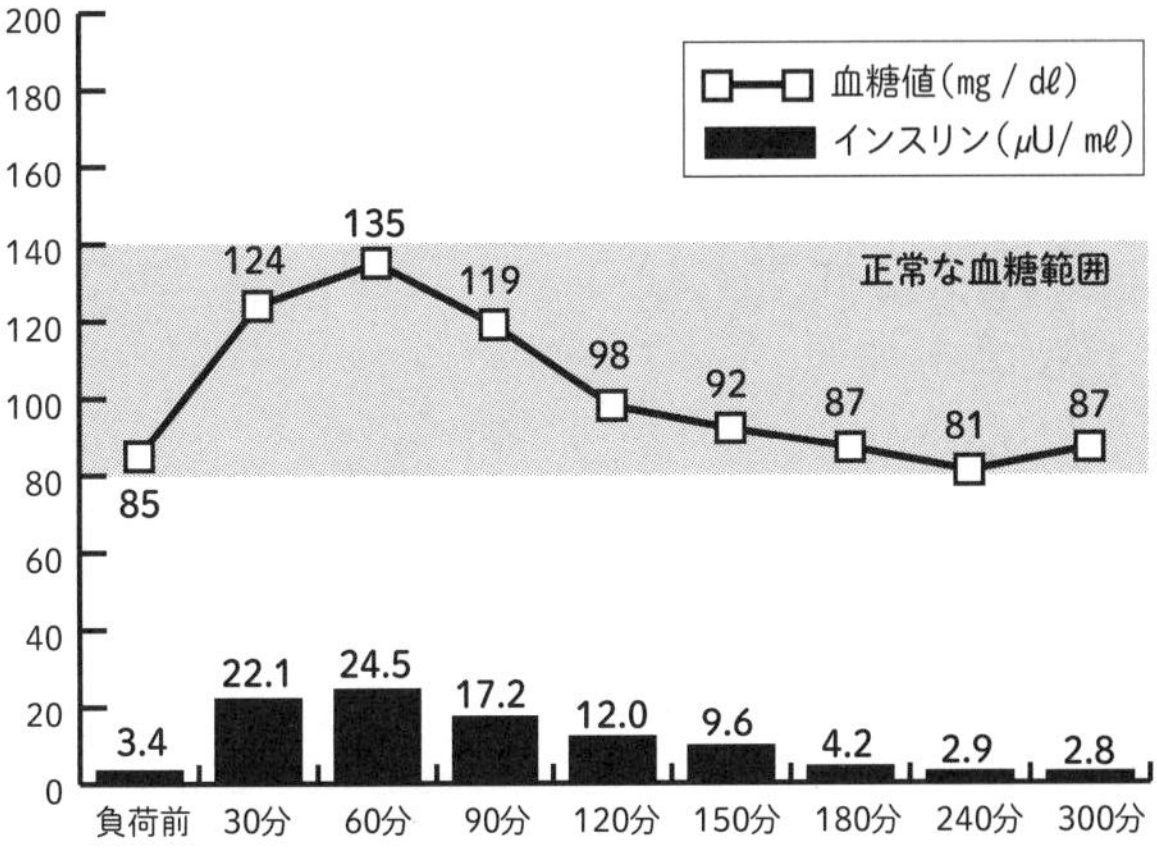

ブドウ糖を摂取後、5時間の変化を見たもの。血糖値は負荷前（食事前）の空腹時血糖よりも下がることはない。

【低血糖症(反応性)の血糖曲線】

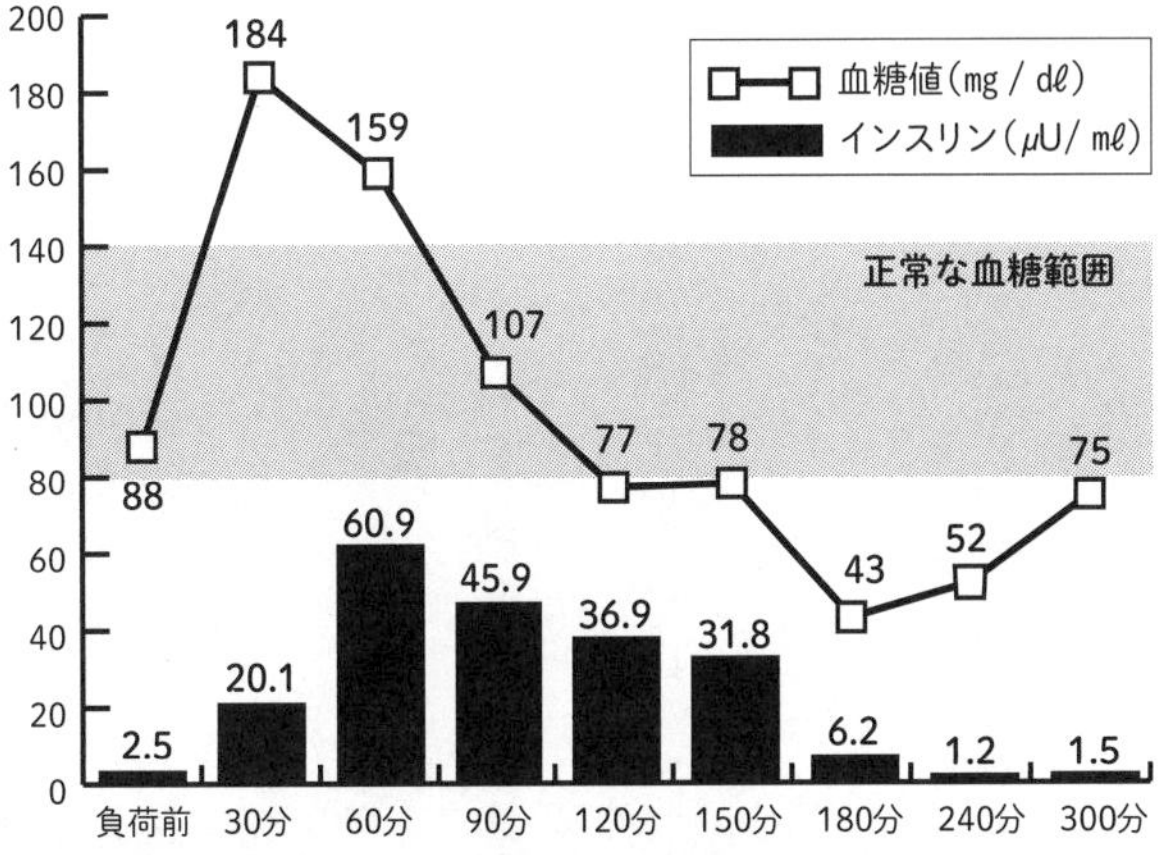

急激に血糖値が低下し、180分後には負荷前の50%まで低下している。これが寝ているあいだに起こるのが夜間低血糖。

もに、上腕部に貼った機器を使って、血糖値を測定することで、食べたものと血糖値の動きの関係性がわかるのだ。測定期間は1週間以上、2週間まで可能だ。

機器は肌に密着した状態なので、30分以内なら測定をしながら入浴することもでき、装着し続けても負担にならないようになっている。もちろん、寝ているあいだの血糖値も測定できる。

その結果、なんとほぼ毎日、夜間低血糖を起こしていることが判明したのである。本人によると、「食後に異常なほどの眠気が襲う」「甘い物を食べたあとに動悸や倦怠《けんたい》感がある」、さらには低血糖で気を失った経験もあるということだった。

ところが普段はほとんど甘い物を食べないため、まさか低血糖とは思っていなかったという。ただし、非常に酒好きだということだった。

毎晩基準値を下回る血糖値。これでは、いつも眠った気がしないのではないかと思われる結果だった。

聞くと、中途覚醒、早朝覚醒は当たり前、彼女のご家族によると夜中にうなされているようなこともあったらしい。

夜間低血糖では、寝ているあいだに下がりすぎた血糖値を上げるために、アドレナリン、ノルアドレナリン、コルチゾールなどの興奮系ホルモン（交感神経を優位にさせる）が分泌され続けている。これではおちおち寝てもいられないはずだ。

彼女の場合、食生活と照らし合わせると、夜間低血糖の原因は飲酒にあることは明らかだった。そこですべてのアルコールをやめてもらった。すると、「本当によく眠れるようになった」というのだ。しかも朝の目覚めもよく、次の日も元気で仕事も順調に進んだという。

それまではほぼ毎日飲酒をしていたため、お酒を飲まないで眠ると、どれだけよく眠れるかを実感できなかった。やめてみなければわからない、というわけである。

その後、試しに少しお酒を飲んでみると、眠りが浅くなるのがわかったと言い、この取材を機に基本は飲まない生活に変わったという。

彼女は大酒飲みではなかったが、酒量が多くなくても夜間低血糖を起こす可能性は誰にでもある。

もし中途覚醒や眠りが浅いことに自覚があったり、日中に耐え難いほどの睡魔に襲われることがあれば、一度、お酒をやめてみてほしい。質のいい睡眠の何たるかがわかるかもしれない。

腸が喜ぶつまみ選びのポイント

お酒が腸内環境を乱すことはわかった。それでも、お酒を楽しみたい。そんな人のための本であるから、私も考えた。

ここでは、お酒と一緒に摂るつまみを見直すことで、腸内環境を整えるヒントを紹介しよう。

もちろん、大量に飲む、長時間飲むことはしない、という条件付きである。

□糖質は控えめに

実は、お酒には血糖のもととなる糖質が多いわけではないが（詳しくは4章で説明する）、糖質とともに摂ると、アルコール代謝の過程で乳酸が多くつくられてしまう。これが翌朝のだるさにつながることは、1章で述べた通りだ。

居酒屋のメニューには、心が惹かれる糖質たっぷりのメニューが並んでいる。気をつけてほしいメニューは、例えば以下のようなものである。

・焼きそば、ラーメンなどの麺類
・ポテトフライ、マカロニサラダ、ギョウザなどのつまみ
・焼きおにぎり、チャーハン、お茶漬けなどのご飯もの
・スイーツなどのデザート
・甘いお酒（酎ハイやカクテル）

どれもお酒に合うものばかりで残念ではあるが、食べるなら低糖質のつまみをおすすめする。

ただし居酒屋のメニューはバラエティーに富んでいる。お酒のことはさておき、ビジネスパーソンが糖質制限をするなら、仕事帰りに居酒屋に寄るのがおすすめだ。居酒屋では、枝豆、冷や奴、刺身、手羽焼きなど、低糖質のメニューを選ぶことができる。

□小麦、乳製品を避ける

理由は、小麦や乳製品に含まれるグルテンやカゼインが、腸内環境を悪化させたり、リ

ーキーガット症候群を引き起こしたりするためである。

困ったことに、おいしいお酒のつまみには、グルテンやカゼインを使ったものが多い。揚げ物の衣やギョウザの皮、お好み焼きなどの粉物などはすべてグルテンが含まれている。また、ピザやグラタンなどに使われているチーズや牛乳は、言うまでもなくカゼインが含まれている。

こってり系のつまみが好きな酒飲みには、少々きつい内容かもしれないが、実はグルテンフリーやカゼインフリーをお酒のつまみで実践することはそれほど難しくはない。たんぱく質を選べばいいのだ。魚介類ならお刺身もあるし、肉もOK、豆製品もOKなのである。

しかも小麦アレルギーや乳製品アレルギーなどでなければ、厳密にすべてのグルテンやカゼインを避けなくても、かなり効果は期待できる。

ちなみにビールも原料に小麦が使われているため、大量に飲むのは避けてほしい。

□植物性乳酸菌が多い食品をとる

腸内環境を整えるために摂ってほしいのが、植物性乳酸菌が多い食品である。

代表的なものはぬか漬け、野沢菜、納豆、キムチ、味噌などだ。

選ぶならビタミンB1やたんぱく質も一緒にとれる豚キムチなどはいかがだろうか。高菜炒め、マグロ納豆などもいい。

発酵食品というと、ヨーグルトやチーズを思い浮かべる人もいるが、これらは動物性発酵食品である。腸にいいからと積極的に食べている人もいるかもしれないが、すでに話しているように、ヨーグルトやチーズはカゼインを含んでいる。

日本人は昔から植物性発酵食品を食べてきた歴史があるから、植物性食品のほうが相性がいいし、その多くは食物繊維も一緒に摂れて、一石二鳥と言えるだろう。

ただし発酵食品を摂ることでかえってお腹の調子が悪くなるようなSIBOを疑われる場合には、摂取量には注意することが必要だ。

肝臓がストライキを起こしてからでは遅い

つまみの工夫で栄養を摂ることも大事だが、やはり休肝日も必要だ。

私たちだって、連日連勤を続けていたら、いずれは体を壊してしまうだろう。肝臓だって同じだ。きちんと〝有給休暇〟を与えてあげないと、そのうちストライキを起こしてしまうだろう。

肝臓は体内に入ったアルコールや薬剤などの有害物質を分解し、毒性の低い物質に変えて排出する、解毒作用があることがよく知られている。

もう1つ、「グリコーゲンの貯蔵」という役割がある。グリコーゲンとは、多数のブドウ糖が複雑につながった多糖類であり、肝臓と筋肉に蓄えられているエネルギー源である。筋肉のグリコーゲンは筋肉の活動だけで使われるので、ここでは肝臓に蓄えられているグリコーゲンの話をしよう。


前章でお話しした低血糖症には、肝臓の状態もかかわっている。アルコールを頻繁に飲んでいる人の肝臓は、アルコールの代謝に忙しく、フル稼働をしている。やがて肝臓の機能が落ちてくると、肝臓に貯蔵されているグリコーゲンの量が減ってしまい、低血糖に陥りやすくなるのだ。

グリコーゲンの貯蔵量が落ちているかどうかは、健康診断などで数値になって出てくるものではないが、「肝機能が落ちています」と言われた人や脂肪肝の人は、間違いなくグリコーゲンの貯蔵量が少なくなっていると言っていいだろう。

また、グルコースの吸収がおこなわれていないとき、つまり食事をしていないときは、血糖は肝臓で貯蔵されたグリコーゲンから糖をつくり出すシステム（＝糖新生）によって血糖を維持する。ところがアルコールはこの糖新生を抑制する働きがあるのだ。

低血糖症になると、さまざまな不調が出てくるのは、これまで話してきた通りである。

低血糖症を防ぐためには、もちろん腸内環境を整えることも大切だが、肝臓の機能を回復させることも必要になってくる。

休肝日が大切だとよくいわれるが、それはアルコールの代謝で疲れた肝臓を休ませて、という意味だけではなく、グリコーゲンの貯蔵量を減らさないようにして、という意味もあるのだ。

長くお酒を楽しみたいなら休肝日は必須

「ちょっと禁酒をしたくらいで、そんなに簡単に肝臓の機能は回復するの？」

禁酒拒否派から、たまにこんな質問を受けることがある。それが、ちゃんと回復するのである！

肝臓はとにかく予備能力が大きい臓器なので、休ませてあげるとちゃんとリカバーしてくれる。お酒と長くつきあいたいならなおさら、肝臓を休ませてあげるべきなのだ。

よく、「若い頃はお酒に強かったのに、年齢とともに弱くなったなあ」という声を聞く。若い頃はどんなに飲んでも二日酔いをすることなどなかったのに、年をとると確実にお酒が翌日に残るようになった、数杯で酔っ払うようになってしまった、などなど。

長くお酒を楽しみたい人にとっては認めたくないことかもしれないが、加齢とともにお酒に弱くなるのは、残念ながら事実である。

そこにも肝臓が大きくかかわっている。

繰り返されるアルコール代謝によって、肝臓の酵素活性が低下してしまうのだ。つまり、アルコールを分解する速度が落ちるため、アルコールの血中濃度が高くなってしまう。だから若い頃と同じ量を飲んでも酔いやすいし、翌日にお酒が残りやすいのである。

また、お酒を飲む人が肝臓に大きな負担がかかるのは理解ができると思うが、胃が悪くなる人も多い。年齢とともに胃が弱くなってしまうのも、お酒が弱くなる一因なのだ。

近年、胃の粘膜においても、アルコール脱水素酵素（ＡＤＨ）がアルコールの代謝をしていることが知られるようになった。そのため、加齢によって胃粘膜の萎縮《いしゅく》が進めば、当然お酒に弱くなってしまうのだ。

どのくらいの頻度でどのくらいの期間、禁酒をすべきかについては、次の章で詳しく説明しよう。

3章

栄養療法医が教える最強の飲み方

栄養は酒飲みの心強い味方！

同じ1杯でもこの飲み方で差がつく！

「病気にならずに、いくつになってもお酒を楽しみたい」

本書はそんなわがまま（？）に少しでもお応えしようとしている本である。

なかには、

「飲んだことを帳消しにすることはできますか？」

「飲みすぎをなかったことにしたいのですが……」

などと言う人もいる。お酒を飲んで気分よく酔っ払いたいけれども翌日には残したくない、というのが酒飲みに共通する願いだろう。

改めて言っておく。さすがに飲んでしまったアルコールをまったくなかったことにすることはできない。

しかし、いつまでもお酒を楽しみたいのであれば、飲み方や日頃の工夫、さらには積極的な栄養補給によってその希望に近づけることは可能だ。

そこでこの章では、アルコール代謝によって需要が増える栄養素の積極的な摂取を中心とした、長くお酒を楽しむための一歩進んだ対策を紹介する。それが、栄養素で体の不調を改善するオーソモレキュラー療法の強みである。

同時に、どのくらいの頻度で、どんなふうに飲んだらいいのか、具体的なお酒とのつきあい方についても紹介していこう。

もちろんアルコールの代謝には、酵素活性の遺伝子的素因などもあり、個人差が大きい。また飲酒習慣も、その長さや摂取量などによっても大きな差があるため、人によって効果のあらわれ方に違いがある。

それでも、これから紹介する飲み方を実践すれば、同じ1杯でも体への影響は確実に変わってくるはずだ。

アルコール代謝を助ける

なんといっても、まずはアルコールの代謝を助ける栄養素である。

それが「ナイアシン」と「ビタミンB群」「亜鉛」の3つだ。これら3つの栄養素（サプリメント）のおすすめの摂り方は、「飲む前に飲む」である。

アルコールが入ってくる前に、準備を万全にして待つというわけだ。それぞれ説明していこう。

□ナイアシン

お酒を飲んでいる人は、ほぼナイアシン不足と思ったほうがいい。

1章でもお話ししたように、ADH（アルコール脱水素酵素）もALDH（アセトアルデヒド脱水素酵素）も、ナイアシンを基質とする補酵素NAD（ニコチンアミドアデニンジヌクレオチド）を大量に消費するからだ。

つまり、ナイアシンをしっかり入れておかないと、アルコールをスムーズに代謝することができないのである。

ナイアシンは、アルコール依存傾向がある人は特におすすめだ。ナイアシンのアルコール依存症に対する有効性を報告したのが、先にも触れたオーソモレキュラー療法の生みの親エイブラハム・ホッファー博士と、ハンフリー・オズモンド博士である。

ナイアシンを統合失調症の治療に用いたホッファー博士が、統合失調症でなおかつアルコール依存症の患者にナイアシンを用いたところ、統合失調症の症状はもちろん、アルコール依存症の症状まで改善してしまったことは、すでに述べた通り。ナイアシンを摂ると、「飲みたい」という欲求が抑えられるのである。

あくまでも私の経験上の話だが、ナイアシンを摂ると調子よく飲めるようになるタイプと、適量で気持ちよく酔い、結果的にあまり飲まなくて済むようになるタイプに分かれるようである。

後者であればいいが、前者の場合、調子がよくなってつい飲みすぎてしまった、などということにならないように注意をしてもらいたい。

私の場合、先輩医師がアルコール依存症の離脱にナイアシンを使っていたのを知り、アルコール依存の患者さんに積極的に使うようになった。アルコール依存のほかに、発達障害でこだわりが強いお子さんに使うこともある。ただしその場合、食べ物から摂取するよりもサプリメントを使ったほうが効果的である。

ちなみに、ナイアシンには血管拡張作用がある。そのため、ナイアシンをたくさん摂ると、人によっては、一時的に顔が赤くなったり、上半身にほてりやかゆみが出たりする場合がある。いわゆるホットフラッシュ（ナイアシンフラッシュともいう）である。

サプリメントでナイアシンを摂取する場合は、フラッシュフリー（ノンフラッシュタイプ）のものを摂るといいだろう。あるいはナイアシンアミドといわれているものはホットフラッシュが出にくい。

ナイアシンは別名ビタミンB_3といわれ、「ビタミンB群」に含まれる。ならばビタミンB群を摂ればいいのではないかと思われるかもしれないが、アルコール代謝という意味では非常に重要な栄養素なので、ナイアシンとして別に摂取するのが望ましい。

ビタミンB群は連携して働く栄養素なので、ナイアシンとビタミンB群はセットで摂るようにしよう。

【ナイアシンを比較的多く含む食材】

・カツオの刺身
・豚レバー
・エリンギ
・ピーナッツ　など

□ビタミンB群

アルコールの代謝をはじめ、あらゆるものの代謝に必要な栄養素である。

改めて「ビタミンB群」とは、ビタミンB_1、ビタミンB_2、ビタミンB_6、ナイアシン、パントテン酸、ビオチン、ビタミンB_{12}、葉酸のことをいう。それぞれが連携して働いているためにまとめて「ビタミンB群」といわれている。

先ほど、ビタミンB群はストレスで大量に消費されてしまうと述べたが、日々の生活のなかで圧倒的に不足しているため、お酒を飲む、飲まないにかかわらず、積極的に摂ってほしい。

もちろんお酒を飲む人には必須だ。

疲れやすい、集中力が続かない、イライラする、肩こりが治らない、口内炎や口角炎ができやすい、風邪をひきやすい、などの症状がある人は、ビタミンB群不足の可能性があるため、さらに意識して摂るようにしよう。

「ビタミン」というと野菜に多いイメージがあるかもしれないが、ビタミンB群は動物性たんぱく質に多く含まれている。

ビタミンB_1が多い豚肉は、ショウガ焼きや豚丼など、メニューも豊富だ。ランチでもつまみでもいいので、積極的に取り入れてみてはどうだろうか。


【ビタミンB群を比較的多く含む食材】
・ビタミンB_1……豚肉、ウナギ、玄米
・ビタミンB_2……豚レバー、ウナギ、納豆
・ビタミンB_6……マグロ、牛レバー、カツオ
・ビタミンB_{12}……牛レバー、アサリ
・葉酸……鶏レバー、菜の花、枝豆　など

□亜鉛

亜鉛については、体に必要なミネラルであることはなんとなく知っているが、具体的にどんな栄養素なのか知らない人も多いのではないだろうか。

亜鉛は、粘膜の再生を促したり、アレルギーを抑制したり、味覚や嗅覚を正常にしたりする栄養素である。また、男性の場合、精力の増強や前立腺障害を防ぐ栄養素としても知られている。

そして、飲酒にもっとも関連しているのが、体の酸化を防いでくれる働きであり、ADH（アルコール脱水素酵素）に不可欠な栄養素が亜鉛なのだ。

つまりナイアシンやビタミンB群同様、アルコールを飲むと亜鉛が消費されてしまうのである。

それにもかかわらず、現代人は圧倒的に亜鉛が不足している。その理由は加工食品や精製食品の過剰摂取だ。

レトルト食品やインスタントラーメン、冷凍食品、スナック菓子などの加工食品には、ほとんど亜鉛は含まれていない。どんなに食事に気をつけている人でも、加工食品をまったく食べないという人はまずいないだろう。これらの加工食品を週に何度も食べていたら亜鉛の摂取量は当然、足りなくなる。

また、ビタミンB群と同様に、ストレスや糖質の多い食生活でも亜鉛は消費されてしまう。ストレスが高い人、パンやご飯、麺類やパスタなどの糖質摂取が多い食生活の人では、亜鉛の尿中排泄量が増えることがわかっている。

あまりうるさいことは言いたくないが、「家飲み派」の人は特に、お酒を飲みながら、柿の種やポテトチップスなどのジャンクフードを食べていないだろうか。そんなことをしていたら、亜鉛は減る一方なのである。

亜鉛不足の場合は、風邪をひきやすい、肌が乾燥しやすい、爪に白い斑点がある、シャンプーのときなどによく髪が抜ける、味覚や嗅覚が鈍くなった、傷や虫刺されなどの治りが悪く、痕が残りやすくなった、などの症状がある。

亜鉛が多い食材は牡蠣《かき》がもっとも有名だが、日常的に牡蠣ばかり食べるわけにはいかないだろう。赤身肉やレバーなど、鉄分を含む食材に多く含まれることがわかっているから、普段から意識して摂るようにしよう。

【亜鉛が多く含まれる食材】

・牡蠣
・カタクチイワシ
・赤身の肉やレバー　など

粘膜を丈夫にする

お酒を飲むと、どうしても粘膜が刺激されてしまうため、粘膜強化は非常に重要だ。

また、粘膜は入れ替わりの早い組織でもある。胃や腸の粘膜は3日ほどで入れ替わるといわれている。だからこそ、日頃から粘膜の材料となる栄養を摂っておくことがポイントとなる。

酒のつまみとして、粘膜強化に役立つ栄養素を積極的に摂るのもおすすめだ。

□ビタミンA

ビタミンAは、油に溶けやすい脂溶性ビタミンで、粘膜を丈夫にするために必要な栄養素である。

例えば風邪をひいたときは粘膜の強化をすることが有効になる。鼻や口、のどの表面は粘液で覆われている。その粘液の材料となるのが、たんぱく質とビタミンAなのだ。

もちろん、鼻、口、のどだけではなく胃腸の粘膜を修復してくれる作用があるため、アルコールを飲むときに摂っておくことが有効なのである。

また、ADHとADHLは、アルコールの代謝だけでなくレチノール（ビタミンA）の代謝にもかかわっていることがわかっている。アルコールを常飲することによって、ビタミンAの代謝を阻害してしまう可能性があるのだ。

ビタミンAは肝臓ともかかわっている。

肝臓にある肝星《かんせい》細胞は、ビタミンAの貯蔵細胞として知られている。

アルコール代謝によって生じるアセトアルデヒドは、この肝星細胞に作用し、ビタミンAを放出させてしまう。ビタミンAを失った肝星細胞は、肝臓の炎症や線維化を促進させることが知られており、このことがアルコールによって肝障害が進む理由の1つと考えられるようになった。

ちなみに、暗闇での視力が衰える夜盲症《やもうしょう》は、典型的なビタミンA不足による疾患だ。ビタミンAは体のさまざまな場所で必要とされる栄養素なのである。

ビタミンAは何といっても肝臓、つまりレバーに多い。飲むときは、鶏レバーや豚レバーなどを、ぜひつまみに加えてほしい。

【ビタミンAが多く含まれる食材】

・鶏レバー
・ウナギ
・鶏卵
・ニンジン
・モロヘイヤ
・ホウレンソウ　など

□ビタミンD

ビタミンDも、粘膜を丈夫にするのに欠かせない栄養素だ。特に腸のタイトジャンクションの強化に必要な栄養素である。

粘膜の細胞をきっちりと固く結びつけておくために必要な結合たんぱくは、ビタミンDによって誘導される。ビタミンDを摂ることで、腸の上皮細胞をつなぐ接着剤が強化され、リーキーガット（腸もれ）を防ぐのだ。
近年では、免疫機能を調節する働きが注目されており、花粉症などのアレルギーや、風邪やインフルエンザなどの感染症にもいいというデータがある。

【ビタミンDが多く含まれる食材】

・焼きザケ
・ウナギ
・しらす干し
・きくらげ
・干ししいたけ
・鶏卵　など

□グルタミン(アミノ酸)

私たちの体は頭の先からつま先まで、すべてたんぱく質でできている。そのたんぱく質は、アミノ酸によってつくられている。アミノ酸によって私たちの体は成り立っているのだ。

たんぱく質をつくるアミノ酸は20種類。大きくは、体のなかでつくることのできない必須アミノ酸と、体のなかでつくられる非必須アミノ酸に分けることができる。

グルタミンは非必須アミノ酸の1つであり、小腸粘膜や免疫細胞の主要なエネルギー源であり、傷んだ腸の粘膜の再生に必要な栄養素である。そのためグルタミンは、胃炎や胃潰瘍の治療薬としても用いられている。

グルタミンは体内でつくられるが、ストレスがあるときや運動時などは、体内での合成だけでは足りなくなる恐れもある。

例えば、筋肉に貯蔵されているアミノ酸の40%はグルタミンが占めているが、不足したときは筋肉などのたんぱく質から粘膜などに供給されてしまう。つまり、筋肉のたんぱく質が使われてしまうということだ。

そのため、グルタミンは「非必須アミノ酸」でありながら「準必須アミノ酸」(体内での合成が間に合わないとき、体外から摂取する必要があるアミノ酸)ともされており、積極的に補充することが重要である。

【グルタミンが多く含まれる食材】

・肉、魚、卵などのたんぱく質
・豆腐、納豆などの大豆製品

腸内環境を整える

粘膜を丈夫にするとともに重要なのが、腸内環境を整えることである。

腸内環境を整えるとなると、どうしても「つまみに発酵食品を摂りましょう」という話だけになりがちだ。

発酵食品の代表といえば漬物、キムチなどがあるが、そうなるとどうしてもたんぱく質が不足してしまう。発酵食品を摂る際には、たんぱく質もプラスするようにしてほしい。

そのうえで、もともと自分の腸にいる善玉菌をしっかり増やしていこう。このときポイントとなるのが「プレバイオティクス」だ。

□プレバイオティクス

プレバイオティクスとプロバイオティクスという言葉があり、紛らわしいのだが、

・プレバイオティクス：オリゴ糖や食物繊維などの、腸の善玉菌のエサになる食品

・プロバイオティクス：乳酸菌やビフィズス菌などの、腸を整える善玉菌のことをいう。

お酒のつまみには、前者のプレバイオティクスを意識して選ぶといいだろう。

ただし、SIBOの人がプレバイオティクスを摂るのは避けたほうがいい。

先ほども話したように、SIBOは小腸内に細菌が急増し、多量のガスが発生している状態だ。そこにプレバイオティクスを入れてしまうと、さらに症状が悪化し、余計にガスがたまって調子が悪くなることがあるのだ。お腹にいいからとオリゴ糖を入れて、具合が悪くなるケースもあるので、注意してほしい。

【プレバイオティクス食材】

・玉ネギ
・キャベツ
・ブロッコリー
・アスパラガス
・ニンニク

・大豆
・ハチミツ
・バナナ
・玄米
・キノコ類
・食物繊維を多く含む食材全般　など
（「白米ではない糖質」は、プレバイオティクスであることが多い）

酸化を防ぐ

体内では、アルコールを代謝する過程で、酸化という反応が起きている。酸化は老化やさまざまな病気の原因となるため、お酒を飲む人ほど抗酸化アプローチが重要になってくる。

そのためにも、栄養素をぜひ味方につけていただきたい。

□オメガ3系必須脂肪酸

飲酒の体に対する数少ないメリットは、適度な量であれば、心筋梗塞などの血管病変のリスクを下げることだ。これには、善玉コレステロールとも呼ばれるHDLコレステロールが上昇することが関係しているという説もある。

私も毎日多くの患者さんの血液検査データを見ているが、適量の飲酒習慣のときには、HDLコレステロールが高く、血管にトラブルが起こりにくい傾向があると感じている。

ただし、このHDLコレステロールが上がる反応にも、とても個人差が大きい。適量の飲酒習慣であるにもかかわらず、HDLコレステロールが低く血管のトラブルのハイリスクと思われる患者さんの家族歴を聴取すると、血縁家族に脳梗塞や心筋梗塞などが起こっていることが多い。

前に、アルコール代謝によって、脂肪酸の合成が促進されるとともに、消費が抑制されると述べたが、HDLコレステロールが上昇するかどうかにかかわらず、飲酒は脂質代謝に大きく影響する。特に血液中の中性脂肪が上昇する。この脂肪が酸化することは、体にさまざまな悪影響を及ぼす。

アルコールの代謝においては、体内環境が酸性に傾くことにより、脂肪の酸化が進んでしまう。だから抗酸化アプローチを心がけることは大変重要なのだ。

脂質に対する抗酸化作用がある栄養素としては、ビタミンEがよく知られているが、ここではオメガ3系必須脂肪酸をおすすめしたい。これはエゴマ油や亜麻仁油《あまに》などに多く含まれるα《アルファ》-リノレン酸と、その代謝によって生じるEPAやDHAなど、魚油にも含まれる成分の総称だ。

オメガ3系必須脂肪酸は、血栓を予防し、血管の内膜に取り込まれることによって血管の壁をしなやかにし、心筋梗塞などの血管のトラブルを予防することが知られている。飲酒の習慣があるときには、積極的に摂りたい大切な脂肪酸である。

サラダにかけるドレッシングなどは亜麻仁油などを含むものにし、青魚を積極的に食べながら焼酎や日本酒を楽しんでいただきたい。

【オメガ3系必須脂肪酸が多く含まれる食材】

・亜麻仁油
・エゴマ油
・アジ、サバ、イワシ、サンマ
・マグロ
・クルミ　など

自分にとっての〝適量〟とは

お酒の代謝をよくしたり、体へのダメージを最小限にしたりする栄養素を紹介してきた。

ここからは、オーソモレキュラー流・お酒と上手につきあうヒントをお伝えしよう。

なお、ここで紹介するのは、現状、健康状態に大きな問題がなく、通常の検査でアルコールの影響を指摘されていない人に対するプログラムである。持病のある方については、医師に相談のうえおこなってほしい。


まずは、普段の飲み方から。

できれば焼酎やウイスキーなどの蒸留酒を選ぶこと。

ウオッカやブランデー、泡盛も蒸留酒の1つだが、アルコール度数が高いものは、あまりおすすめしない。飲むなら、ごく少量にとどめてほしい。

また、自分にとっての適量を知るということはとても大切だ。

一般的に、適量といわれる純アルコール量は、20～25gが目安となっている。

厚生労働省が推奨する適度な飲酒量は、「1日平均、純アルコールで約20g程度」としている。

【純アルコールで20gに相当する飲酒量】

・ビール（5％）……ロング缶1本（500㎖）
・日本酒（15％）……約1合（180㎖）
・ウイスキー（40％）……ダブル1杯（60㎖）
・焼酎（25％）……グラス1／2杯（100㎖）
・ワイン（12％）……グラス2杯弱（200㎖）
・酎ハイ（7％）……缶1本（350㎖）

しかし適量のポイントは、アルコールの量ではなく、「酔い」の感覚である。

「酔っぱらった」という感覚は、アルコールの血中濃度によって変化するものだ。血中濃度が適度なときの「酔い」の感覚は、さわやかな感覚で陽気になり、少し判断力が鈍る程度といわれている。それ以上血中濃度が上昇するときの「酔い」の感覚は、理性が失われ声が大きくなり、足元がふらつくようになる。

つまりこれらの「酔い」の感覚と血中濃度の関係を理解し、自分にとっての適量を知ることが重要なのだ。

気が大きくなっているのは自分ではわかりにくいので、足元がふらついたときにはすでに飲みすぎであると認識する必要がある。

お酒による脱水を防ぐ

繰り返しになるが、基本は、お酒を飲むなら良質なたんぱく質をしっかり摂ること。まずはどんなたんぱく質を摂るかを考えてから、お酒を選ぶことである。

例えば「肉＋赤ワイン」「魚＋白ワイン」「焼き鳥＋ビール」「枝豆＋ビール」などといったように。よいたんぱく質を食べながら飲むことは、急激なアルコールの血中濃度の上昇を防ぎ、アルコールの代謝に必要な栄養素も補充することになる。

しつこいようだが、おいしいつまみにありがちな糖質は控えめに、そして小麦、乳製品を避けることも忘れないでほしい。

またお酒を飲むときは、水分補給をすることも忘れないでほしい。もちろんビールは水分ではない。水を飲むことで、血中のアルコール濃度を薄めることになるので、水分を摂りながらお酒を飲むと、酔いにくいメリットがある。

また、お酒を飲んでいると、トイレの回数が増えることを実感している人も多いだろう。アルコールには利尿作用があるので、お酒を飲んでいるときは脱水になりやすい。脱水になれば当然アルコールの血中濃度は上昇し「酔い」の感覚レベルが進むことになるだけでなく、血液が濃くなることから脳梗塞や心筋梗塞などのリスクにもつながる。

こうした知識があれば、同じ量のお酒を飲んでも、体への影響はかなり違ってくるはずだ。

休肝日＋休腸日をつくろう

そのうえで、週1～2回、飲まない日をつくり、3カ月に1回、1週間の禁酒をおすすめする。プチ断食ならぬ、プチ断酒である。

「やっぱり禁酒しないとダメなのか……」

とがっかりするかもしれないが、できるだけ長く、楽しくお酒とつきあっていくためには、肝臓を休ませることは必須だ。

ほぼ毎日お酒を飲む習慣がある人は、よく「休肝日をつくるのは難しい」と言う。飲酒という習慣はさまざまな環境によって強く条件付けられ、ある意味では依存を形成している。その強さはコカインなどの麻薬以上という報告もある。

そこで、飲酒にまつわるさまざまな環境や条件を変えることが、習慣となってしまった飲酒をやめ、無理なく休肝日をつくるポイントとなる。

例えば、夕方仕事を終え、駅へと向かう道についつい寄ってしまう酒場があるのであれば、職場から駅までの帰り道を変えてみると、お酒を飲みたいという感覚が抑えられるかもしれない。

習い事やジムなどを定期的にスケジューリングしてしまうのもいい方法だ。ただしご褒美を「ビール1杯」してしまうと、それすら飲酒に導かれる条件付けになってしまうので、お酒以外の方法でモチベーションを保つことを考えよう。

禁酒の期間に同時に試してほしいのが、小麦と乳製品、糖質もできるだけ控えめにすることだ（あまりにも日々の楽しみを奪ってしまうことになるので、心苦しいのだが）。

小麦と乳製品、そしてお酒を抜くことは、休肝日ならぬ休腸日になるのだ。

お酒にしろ、小麦や乳製品にしろ、糖質にしろ、「1回やめてみる」ということは非常に重要だ。

よく私が話しているのが、「一度抜いてみなければわからない」ということである。

一定期間、抜いてみることで明らかに体調がよくなることがわかる。そこまで実感できない場合でも、もう一度口にしたとき、体調が悪くなることでわかる場合も多い。

例えばパンやパスタなどの小麦製品を2週間やめてみる。そして次に食べたときに、おなかが張る、だるい、眠くなるなどの不調が出ることでわかる場合があるのだ。

お酒、小麦、乳製品、糖質の共通点、それは「依存性がある」ということである。

一般的には〝嗜好品《しこう》〟もしくは〝食材の1つ〟ととらえられているが、とんでもない。誤解を恐れずに言えば、これらはみな、「身近に手に入る依存性物質」だと認識してほしい。依存性があるからこそ、〝少しだけなら大丈夫〟となりがちだ。

特にお酒への依存がひどくなった場合は、いわゆる麻薬中毒と同じように考えなければならない。麻薬中毒の人に「ちょっとだけならいいだろう」とは誰も言わないだろう。お酒も同じように、「ちょっとだけならいい」とか、「薄めればいい」というわけにはいかないのだ。

オーソモレキュラー流・禁酒プログラム

「禁酒明けにはおいしいお酒を飲むぞ！」

という人のために、禁酒のモチベーションを上げる仕掛けを考えてみた。

定期的な禁酒は、体にとっては大切なメンテナンス期間となる。1年のうちどのタイミングで禁酒するか、年間スケジュールとして落とし込んでおくのがおすすめだ。

一例として、3カ月に1回、1週間お酒を飲まない期間をつくる「プチ断酒」の年間スケジュールを紹介しよう。

・3月（歓送迎会前）
・6月（暑気払い、ビールがおいしい季節の前）
・9月（食欲の秋の前、健康診断前）

・12月（忘年会前）

3月は、子どもの卒業や入学、あるいは職場の歓送迎会やお花見など、飲む機会が増える時期である。

6月は、そろそろ梅雨明けという時期でもあり、冷たいビールがおいしくなってくる季節である。暑気払いの機会も増えるだろう。

9月は、食欲の秋に備えて。また、健康診断が多いのは9～12月だという。きたるべき健診に備えて、体を整えておくためである。健診の前日だけ禁酒をするくらいなら、1週間、しっかり抜いておこう。

12月は言うまでもなく、忘年会シーズンに備えての禁酒である。

要は、お酒がらみの大きなイベントの前に禁酒して、1週間だけ肝臓と腸を休ませるのである。

お酒をおいしく楽しむための1週間の禁酒だと思えば、なんとか乗り切れるのではないだろうか。

ここのところ、新型コロナウイルスの感染拡大により、外に飲みに行く機会は減っていると思うが、「コロナ明けに飲みに行くぞ！」と張り切っている人は、この禁酒期間を頭の片隅に入れておいてほしい。

禁酒中に摂っておきたい栄養素

せっかくつらい思いをして禁酒するのだ。どうせなら、単に肝臓や胃腸を休めるだけでなく、〝攻め〟の姿勢でお酒を楽しめる体をつくろうではないか。

そこでおすすめしたいのが、以下の栄養素を摂取することだ。

・ビタミンA
・亜鉛
・ビタミンD
・DHA
・ビタミンC

・ビタミンB群
・たんぱく質＝アミノ酸：ＢＣＡＡ（バリン、ロイシン、イソロイシン）

禁酒期間は腸を刺激することはできるだけ避けたい。また、腸を休ませてあげるためにも、小麦（グルテン）や乳製品（カゼイン）も控えめにしてほしい。

腸粘膜の回復のために必要なのが、ビタミンＡと亜鉛、ビタミンＤである。

繰り返しになるが、ビタミンＡは粘膜を守る働きがある。亜鉛は粘膜再生の働きがあり、お酒による酸化ストレス対策にも有効である。

ビタミンＤには、腸のタイトジャンクションを引き締める働きがある。

ＤＨＡは抗酸化栄養素としてもおすすめだが、肝臓の解毒能力アップにも効果的だ。オメガ3系脂肪酸の1つで、いわゆる魚油と呼ばれるものである。アジ、サバ、イワシ、サンマ、マグロなどの青魚の油に豊富に含まれている。生のほうが効率よく摂れるので、マグロの刺身などを摂るのもいいだろう。

魚油といえばＥＰＡもその1つである。どちらもオメガ3系脂肪酸であり、それ自体は、腸粘膜の炎症を軽減してくれるものなので、積極的に青魚を摂ってほしい。

魚油にはＤＨＡもＥＰＡも豊富に含まれているが、肝臓の解毒能力をアップするには、ＤＨＡを単独で摂るのが有効である。ただ、食材から単独でＤＨＡを摂ることは難しいため、サプリメントを活用するのもおすすめだ。

また、飲酒によって体内では酸化（サビ）が進む。酸化をさせてしまうのが活性酸素である。

活性酸素は体内ではウイルスや細菌を撃退する役目をするが、同時にほかの物質を酸化させる力が非常に強い。活性酸素が増えすぎると、正常な細胞や遺伝子も酸化させてしまうのだ。これが老化や病気の引き金になるため、過剰な活性酸素は減らさなければならない。

活性酸素を消去してくれる強力な抗酸化物質が、ビタミンＣである。禁酒期間中は、およそ１日当たり２ｇ以上を目標にビタミンＣを摂っておこう。

禁酒期間は、とにかく徹底的に肝臓を休ませてあげたい。

肝臓はたんぱく質の代謝にもかかわっている。食べ物として体内に入ったたんぱく質は、アミノ酸の形になって小腸で吸収される。吸収されたアミノ酸は、いったん肝臓に集められて代謝され、全身に運ばれる。

そこで、アミノ酸としてBCAA（バリン、ロイシン、イソロイシン）を摂ることによって、肝臓を休ませることができる。なぜかというと、経口摂取したBCAAは、肝臓を素通りして筋肉に運ばれて代謝を受けるからである。

筋トレをしている人などは、BCAAを筋肉のエネルギー源として、意識的に摂取しているかもしれない。ちなみに、肝硬変の患者さんに使う薬にも、肝臓を休ませるために、BCAAが使われている。

「問題あり」の人は3カ月禁酒がおすすめ

通常の健康診断や人間ドックなどの検査で、明らかにアルコールによる影響が指摘されている方の場合については、残念ながらプチ断酒では効果は低い。

このような場合、私は「とにかく3カ月間だけがんばって禁酒をしてください」と言っている。

同時に、これまで挙げたような栄養素を積極的に摂ってもらう。

禁酒期間内に肝臓の解毒能力をアップさせてアルコール処理能力を上げ、腸内環境を整えるのである。すると、驚くなかれ、肝臓はピッカピカになって復活するのだ。

3カ月の禁酒が明けた4カ月目以降は、週1～2日の休肝日と、適正量の飲酒を継続することで、健康な肝臓をキープしていく。ここで肝臓を回復させておかないと、アルコール性肝炎から肝硬変にまっしぐら、となってしまう。


適量を飲むのであれば休肝日はいらないという説もある。

おそらく、休肝日を設けてしまうと、それが明けたあとに、リバウンドしてがぶ飲みしてしまうケースがあるからではないだろうか。

当然のことだが、週に1日休肝日を設けても、残りの6日にがぶ飲みするのは本末転倒である。

そんな飲み方をするくらいなら、毎日適量を飲んだほうが、間違いなく体の負担は少ないだろうし、適量であれば「酒は百薬の長」になり得るのかもしれない。

しかし、ここまでお話ししてきたように、短い期間でもしっかり禁酒して肝臓と腸を休ませることのメリットは計り知れない。

いつまでもお酒を楽しみたいのなら余計に、休ませる期間を設ける意義があるのである。

コロナの影響で禁酒。その血液検査結果に私も驚いた！

ここで、ある酒飲みの話をしたいと思う。

私のまわりには、なぜか酒好きが少なくない。そのうちの1人に、「外飲み専門」がいるのである。家でお酒を飲むことはしないが、外で飲むのが好きなタイプだ。

以前、忘年会をしていると、「先生、今日は途中で失礼します」と言うので理由を聞いてみると、「この後、友人と飲みに行くんです」と答える。飲み会をはしごするほど外飲み好きなのだ。

ところが、そこにこのコロナ禍である。

外飲みが一切できなくなってしまったので、「家で飲んでいるの？」と聞いたところ、コロナを機に禁酒をしたというのだ。もう1年半以上、1滴も飲んでいないという。もちろん私がすすめたわけではなく、自主的にだ。

そこで以前の血液検査と比較してみたところ、なんとデータが劇的に改善していたのである。

顕著だったのがホモシステインの数値だ。飲んでいたときの数値が12・4nmol/mLだったものが8・4nmol/mLまでに落ちたことだ。通常ではなかなか起こらないことである。これには私も本当に驚いた。

ホモシステインとは、アミノ酸の一種である。それも、悪玉化したアミノ酸である。近年、認知症との関係が注目されていて、ホモシステインの値が高いことと、認知機能の低下に、明らかな相関関係があるのだ。

ホモシステインの血中濃度が高くなる「高ホモシステイン血症」になると、酸素や水と反応して、活性酸素が発生してしまう。

活性酸素の発生が、さまざまな病気や老化の引き金になることはすでにお話ししたが、ホモシステインの血中濃度が高いと、心筋梗塞や狭心症などの虚血性心疾患や、脳梗塞などの脳血管障害を引き起こす原因になる。

ホモシステインは動脈硬化を促進することもわかっている。さらに、先に触れたように、脳血管性認知症や、アルツハイマー型認知症を引き起こす要因にもなってしまうのだ。

ホモシステインの値が高いと解毒する機能が落ちることも明らかになっている。お酒をやめて、ホモシステインの値が下がったということは、それだけ解毒能力がアップしたということだ。つまり、お酒の解毒のためにホモシステインが使われなくなったから、と考えられる。

この方は積極的にオーソモレキュラー療法を実践し、これまで紹介してきた多くの栄養素をしっかりと摂取したうえで、お酒を飲んでいた。つまりどんなに食事やサプリメントで健康に気を使っていても、残念ながら飲酒の影響をすべて帳消しにすることはできないのだ。

コロナ禍で外飲みの機会は減っても、家飲みでの酒量が増えてしまった人もいるかもしれない。でも、酒量を減らすだけでも、病気や老化のリスクは減らせるのだ。ぜひ、禁酒のモチベーションアップの参考にしてほしい。

ノンアルコール飲料（お酒の代替品）を選べばＯＫ？

では禁酒中は、何を飲めばいいのか。

要はアルコールでなければなんでもいいのだが、なかにはノンアルコール飲料などを飲んでしのぐ人もいるかもしれない。

でも、経験者に聞くと、中途半端にお酒に近いものでごまかすよりも、思い切って〝お酒らしい〟ものから離れるほうが実行しやすいようだ。どうしてもという場合は、炭酸水にレモンを搾って入れる、などはどうだろうか。

禁酒中、ノンアルコール飲料をおすすめしない理由はまだある。

ノンアルコール飲料の多くには、人工甘味料が使われている場合がある。

人工甘味料は甘味が強く、カロリーが少ないため、ダイエットをしている人の味方のように思われているが、そうではない。実は人工甘味料をとると、腸内細菌のバランスが乱れることがわかっている。

また腸内細菌が乱れることが、肥満につながることはよく知られている。ダイエットのつもりで摂った糖質オフ商品やカロリーオフ商品が、かえって肥満の原因になってしまうのだ。

せっかく禁酒をしているのに、腸内環境が乱れてかえって太ってしまっては本末転倒だ。

私はよく、甘い物を我慢して人工甘味料の入ったスイーツを食べるくらいなら、しっかり砂糖が入ったスイーツを少量食べたほうが、満足度が上がると説明しているが、アルコールも同じではないだろうか。

飲みたいお酒を我慢して人工甘味料入りのノンアルコール飲料を飲んで腸内環境を乱すくらいなら、禁酒期間明けに好きなアルコールを飲んだほうがずっといいのではないだろうか。

ストレス解消のつもりが、栄養のムダづかいに⁉

毎晩晩酌をしている人、ついつい深酒してしまう人のなかには、お酒を飲むことがストレス解消の手段になってしまっている人もいるようだ。

いくつになっても楽しくお酒とつきあうには、「お酒をストレス解消の道具にしないこと」。お酒を飲むことと、ストレス解消は別物ととらえることだ。

お酒を飲んで一時的にストレスが解消された気になっているかもしれないが、実際はビタミンB群とナイアシンを大量に消費し続けていることになる。体にとっては逆に負担が増え、むしろストレスは増している。お酒を飲んでも、現実が変わるわけでもないのだ。

以前、お酒が飲めない人に「ストレス解消法」を聞いたら、「仕事から帰って甘い物を食べること」と言っていた。実はこれも、お酒でのストレス解消とまったく同じである。栄養素のムダづかいをしているだけだということは、ここまで読んだ皆さんならわかるだろう。

ストレスを解消することは精神衛生上必要だが「何によって解消するか」が重要なのだ。ストレスを何で解消するかで、人生はよくも悪くも変わるのである。

お酒以外のストレス解消法を見つけよう

では、お酒でのストレス解消をやめる代わりに、何でストレスを解消すればいいのか。

私は患者さんに、「普段ない感覚を自分に与える」ことをすすめている。

ちなみに私のストレス解消法はゴルフと釣りである。自然に触れながら体を動かす解放感に勝るものはない。

ゴルフや釣りのように体を動かすことが嫌いな人や、わざわざ準備をして出かけなければならないことが面倒だという人もいるだろう。

「普段にない感覚を自分に与える」ことは、もちろん家でもできる。

例えば、アロマセラピーなどで日常にない香りをかぐことで、交感神経の緊張がとれる。湯船にアロマオイルを入れて、ぬるめのお湯でゆっくり入浴するのもいいだろう。

同時に、湯船から上がったら冷たいシャワーを浴びるなど、メリハリをつけるのもおすすめだ。

温度によって刺激を与えるという意味では、足湯をしたり、冷たいタオルまたは温かいタオルを顔にのせたりする方法もある。

また、ストレッチをするなら、いつもよくやっている動きや自分がやりやすい動きではなく、普段あまり痛みを感じないところを中心に伸ばしてみるのも、ストレス解消になる。

こういった「非日常の刺激」を与えるもののほかに、「単純な刺激を繰り返し入れる」ことも効果的だ。

例えば自分の指を使って顔をトントンと軽く叩くタッピングは、自律神経を整えてストレスを解消してくれる。

ポイントは「これからストレス解消するぞ！」と気持ちを整えてからやることだ。

余談だが、先日、女性の患者さんの血液検査の数値が想像以上によくなっていたので驚き、「何かしたの？」と聞いたところ、「楽しみができたんです」と嬉しそうに話してくれた。聞くと、韓流ドラマにハマっているらしく、毎晩観るのが楽しみだという。

そんな「ときめき」や「推し活」も、ストレス解消には持ってこいなのである。

4章

酒飲みの「困った」を栄養で解消する方法

知っておきたいお酒と病気の話

病気にならない人の飲み方

飲みたい。でも病気になりたくない。

当然の願いである。

本章では、お酒とかかわりが深い不調や病気について、オーソモレキュラー療法的なヒントも含め、アドバイスしていこう。

オーソモレキュラー療法は、不調や病気の原因は「栄養トラブル」にあり、原因となっている栄養素を補い、体内の栄養バランスを整えれば健康になるという考え方である。

言うまでもなく、薬と手術を主体としている従来の医学とは一線を画しているから、薬に頼らず、栄養を補うことによって治療にあたるというものである。

お酒にまつわる体のトラブルは、不調が生じてからでも効果はあるが、できれば不調が起こる前に、未然に防いでおきたいものである。

一般によくいわれているアドバイスとは違うものもあるかもしれないが、患者さんにも改善がみられた実証済みのものばかりだ。ぜひ参考にしてみてほしい。

二日酔い……ナイアシンで代謝を促す

アルコールでいちばん厄介なのが、二日酔いや悪酔いだろう。

ひどい二日酔いを経験して、「もう二度とお酒は飲まない」と誓いを立てた左党は少なくないだろう（そして、その誓いは3日ともたないと聞く）。

繰り返しになるが、アルコールを飲んだあと、二日酔いになるメカニズムについておさらいしよう。

アルコールを飲むとその大部分が肝臓で代謝される。そこでアルコール脱水素酵素（ADH）によって毒性の強いアセトアルデヒドに分解され、アセトアルデヒド脱水素酵素（ALDH）によって無害な酢酸に分解されて、水と二酸化炭素になり、尿と呼気として排出される。

この代謝のプロセスが速やかにおこなわれ、体内のアセトアルデヒドが減少すれば二日酔いは起こらない。ところが、アセトアルデヒドがなかなか酢酸に分解されず、たまってしまう人がいる。これが二日酔いを引き起こす。
だからよくいわれる「迎え酒が二日酔いに効く」などもってのほかなのである。アセトアルデヒドがたまっているところに、迎え酒でそれを増やしているだけなのだ。

アルコールの代謝に欠かせないADHとALDHを働かせるために欠かせないのが、くどいようだがナイアシンである。

ナイアシンはビタミンB群の一種だが、実は体内でもつくられている。材料となるのはトリプトファンというアミノ酸である。トリプトファンは、動物性たんぱく質に多く含まれているため、普段から動物性たんぱく質を十分にとっておくことは、二日酔い防止に結びつくと言えるだろう。

実際、動物性たんぱく質を豊富に摂取している人は、ナイアシンが減りにくいこともわかっている。

また、1章でも説明したように、飲んだ翌日のだるさや疲労感は、乳酸の影響や夜間低血糖が考えられる。

ビタミンB群を摂取することでアルコール代謝を高め、乳酸の蓄積を防ぐこと、また乳酸の発生を防ぐためにつまみは糖質を控えること、寝酒や迎え酒をしないといった対策が必要である。

普段から腸内環境を整えておくと、悪酔いしなくなることもつけ加えておく。

胃炎、消化管のトラブル……粘膜の修復を促す

アルコールは消化管全体に影響する。そのため、逆流性食道炎から下痢、痔などさまざまな疾患や症状の原因となる。

食前酒という習慣は、適度な量であれば消化酵素の分泌を増やし、胃の血流をよくして胃の動きを活発にし、食欲を増進させる効果があることは確かだ。

一方で、習慣的な飲酒は消化器にダメージを与えることがある。

胃炎や消化管のトラブルには、グルタミンで粘膜を修復させるのがおすすめだ。

先にも触れたが、グルタミンが多く含まれる食材はたんぱく質であるから、お酒を飲む際は、肉や魚、大豆製品や卵などのたんぱく質のつまみを摂るようにしてほしい。

よく、「お酒を飲む前に牛乳を飲んでおくと胃に膜ができて悪酔いしない」といわれる

ことがあるが、医学的に見たらなんの根拠もないことである。牛乳が胃壁に膜をつくるなどということはあり得ない。

ただし、酔っ払い防止策としてはまったく意味がないわけではない。空きっ腹でアルコールを入れるよりはずっといい。

乳製品を摂っておくと、そこに含まれているたんぱく質や脂肪分が胃にたまるため、アルコールもそれらと一緒に小腸にゆっくり流れ、一気に吸収されることはない。だから急に酔っ払うということはないというわけだ。

要は、牛乳に限らず、空きっ腹ではないこと、胃に何か入っていることが大事なのである。それも、良質なたんぱく質であることが望ましい。結果的にたんぱく質を摂ることが、アルコールから胃腸を守ることになる。

結局は、胃腸の粘膜を保護する力を高めるための栄養を十分に供給する以外にないのだ。

胃の痛みについては、よく胃酸との関係がいわれる。胃酸が分泌されすぎるから、胃が荒れてしまうというものだ。しかし、実際は胃酸が分泌されすぎて胃にダメージを与えている人はあまりいない。

胃酸の分泌量ではなく、胃酸から胃の粘膜を保護する働きが弱くなっているために、少ない胃酸でも胃がダメージを受けてしまうというのが実際のところなのだ。

胃薬などに含まれているH_2ブロッカーやクリニックから処方されるある種の胃薬は、胃酸の分泌を抑えることによって症状をやわらげようとするものだ。しかし、胃酸を減らしてしまうと当然、胃酸の働きを弱めることになる。

胃酸が減ってしまうと、初期消化といって、食べたものを酸で細かく分解し、食材に含まれている毒素を消す作用がうまくいかなくなる。つまり、毒素が体に入りやすくなってしまうのだ。その結果、体にとって大切なたんぱく質やミネラルの消化・吸収を十分におこなうことができなくなり、毒素による弊害も起きやすくなる。

だからこそ、胃の症状については、胃酸を減らすのではなく、胃の粘膜を保護する力を強めることが重要なのである。

また胃酸の状態は、小腸の腸内細菌にも影響を与える。

胃酸の影響が低下することがＳＩＢＯの原因の1つであることを考えると、胃の不快感が軽減するからといって胃酸の分泌を抑制する薬剤を長期間にわたり使用することは、腸の面から見ても大きな問題であると言わざるを得ない。

肥満……腸内環境を整える

アルコールそのもののカロリーは1g当たり7kcalである。ちなみに糖質、たんぱく質は4kcal、脂肪は9kcalである。

アルコール自体は、代謝され、最終的には水と二酸化炭素になって体外に排出される。しかし、1章でも触れた通り、アルコール代謝の過程で脂肪酸合成のスイッチが入るため、結論としては、太る。しかも、アルコール代謝の過程で、さまざまな栄養が消費されてしまうという、うれしくないおまけ付きだ。

お酒を飲んでいる人は、いくら見た目がやせていても、調べてみると中性脂肪が高いケースが多いのは、こういうわけである。

かつて、お酒を飲むときに糖質制限をする「酒飲みダイエット」が話題になったことがあった。お酒もつまみも「低糖質」のものを摂るという方法である。例えばお酒なら焼酎やウイスキーを飲みつつ、つまみは肉や魚を摂るという具合だ。

しつこいようだが、結果としてはお酒を飲めば脂肪酸合成が進むため、太る。ただし、お酒もつまみも低糖質のものを選ぶことに、意味がないわけではない。糖質由来の脂肪酸の合成を減らすことにつながるから、糖質の高いお酒やつまみを選ぶよりは、当然、太りにくくはなるだろう。そして糖質への依存が強かった場合には、糖質制限の「酒飲みダイエット」でたしかにやせる。

一般に、蒸留酒であるウイスキーや焼酎は糖質が含まれていないから太りにくいが、ビールは糖質が高いから飲むと太りやすいと思われているだろう。

しかし実は、ビールの糖質はそれほど高いわけではない。

100g当たりの炭水化物（糖質量）は、日本酒の普通酒で4・9g、純米酒で3・6g、本醸造酒で4・5g、ビール（淡色）は3・1g、黒ビールは3・6gである。ちなみに赤ワインは1・5g、白ワインは2・0g、ロゼは4・0g（意外と高い！）である（以上、文部科学省ホームページ日本食品標準成分表2020年版より）。

ビール100g当たり糖質3gとして計算すると、500㎖のロング缶を飲んでも糖質は15gである。

おにぎり（100g）の糖質量は39・4gである。ということは、ロング缶1本を飲んでも、おにぎりの半分の糖質にもならない。ビールを1・5L飲んで（そこまで飲む人がどれだけいるかわからないが）、やっとおにぎり1個分の糖質量を超えるのである。

糖質が高いといわれているお酒の、糖質による影響は、実はこの程度である。つまり、糖質オフビールを飲んでもビール腹がへこむわけではないし、それほど意味がないかもしれないのだ。

これはあくまでもお酒の「糖質」による影響の話である。

アルコールを摂ると脂肪酸合成が進むのは事実であるから、お酒を飲めば太るのは避けられない。問題なのは、お酒に含まれる糖質量ではなく、アルコールそのものなのである。

もちろん糖尿病などの持病があり、少しでも血糖値が上がるのを避けたいという人であれば、糖質オフのビールを飲むことが血糖コントロールにつながるだろう。

でも、そうでないのであれば、糖質オフにこだわらず、自分が飲みたいビールをおいしくいただくのがいちばんなのではないだろうか。

お酒で脂肪酸合成が進むのは避けられないが、もう1つの要素として大きいのは、アルコールで腸内環境が悪化することで太るケースである。

そうならないために、腸内環境を整えて、太りにくい体にしよう。つまみは低糖質のものを選ぶのはもちろんだが、腸内環境のことを考えると、植物性乳酸菌とたんぱく質を摂ることをおすすめする。

【植物性乳酸菌＋たんぱく質の組み合わせのつまみ例】

・豚キムチ
・高菜冷や奴（冷や奴に高菜をのせたもの）
・納豆オムレツ　など

糖尿病……「やせの酒飲み」は糖尿病に注意

やせの酒飲みには中性脂肪が高い人が多いと述べたが、注意が必要なのはそれだけではない。

適度な飲酒は糖尿病のリスクを下げるが、これは太っている人の場合である。

日本人の場合、やせている人がお酒を飲むと糖尿病のリスクを上げるというデータがあるのだ。

お酒のカロリーはお酒に含まれる糖質とアルコールによって決まるが、血糖値はアルコールそのものはかかわっておらず、糖質の量によるものである。では、糖質オフや糖質が含まれていないお酒ならいくら飲んでもいいのかというと、そうではない。

当然のことながら、お酒を飲むときにはお酒だけで済む人はほとんどいない。何かしらのつまみを口に入れるはずである。そこで先に紹介したような、低糖質のつまみを選ぶようにしている人もいるかもしれないが、つまみで糖質ゼロというのはまず不可能だろう。


また冒頭で述べたが、日本人でやせている人の場合、大量にお酒を飲む人のほうが糖尿病の発症率が高いデータがある。

糖尿病にかかっていない日本人約3万人の中年男女を10年間追跡調査したコホート研究である。肥満度の指数（BMI）で分けたところ、BMIが22以下ともっとも低かったやせの群では、飲酒の量が増えるほど糖尿病の発症率も増えていて、お酒を飲まない人に比べて、その数はおよそ2倍にもなっていたのだ（『佐々木敏のデータ栄養学のすすめ』佐々木敏、女子栄養大学出版部）。

なぜ糖尿病の発症率が上がるのか、その理由はまだ明らかにされていないが、日本だけでなく、海外のデータでも同様のものが見られることから、「やせている人ほどお酒の飲みすぎに注意」ということは言えそうだ。

痛風……「ビールをやめればOK」ではなかった！

風が吹くだけでも痛いから「痛風」とは、見事なネーミングである。

お酒を飲む人で、痛風に悩まされている人はとても多い。

ある日突然、足の親指のつけ根の関節が赤く腫れ上がり、強い痛みに襲われる。激痛が走って、動けなくなるほどの痛み。これが痛風発作だ。

痛風の原因といわれているのが尿酸だ。健康診断で「尿酸値が高い」と指摘されたものの、放っておいたら痛風になってしまった人も多いだろう。

尿酸値が高くなるのは、生活習慣によって尿酸が過剰につくられたり、尿酸の排出を担っている腎臓や腸管の働きが弱まったりすることによる。

通常は、尿酸値が高いと薬を処方される。たいていは尿酸をつくらないようにする薬で、尿酸値を下げる方法がとられ、プリン体を多く含む食品の摂取も控えるように指導されるだろう。なお尿酸は、細胞の核に含まれるプリン体が分解されてできる老廃物である。

しかも控えるべき食品は、ビールや卵、魚卵、レバー、白子、あん肝、イカやエビ、干ししいたけや魚の干物など、お酒とそのつまみにぴったりのものばかりだ。

痛風対策として尿酸値を下げるということ自体は間違いないのだが、実は、その方法が間違いだらけなのである。

よくいわれている痛風対策には、以下のようなものがある。

・プリン体を多く含む食品を避ける
・バランスのよい食事をとる
・アルコールは控える
・適度な運動をする
・肥満気味の人は体重を減らす

これらがすべて間違いだと言っているわけではないが、誤解も多い。

例えば、ビールを焼酎に替えても、尿酸値は下がらない。プリン体オフのビールにすれば、尿酸値が下がると思っている人も多いが、下がった人はまず見たことがない。体重を落とそうと激しい運動をすれば、かえって痛風が悪化することがある。

そもそも尿酸は、プリン体を摂ろうが摂るまいが、体内でつくられている物質であり、決して悪者ではない。その目的は抗酸化作用（活性酸素の消去）にある。だから、体内の酸化ストレスが高くなると、尿酸を合成して、酸化を防ぐことが本当の目的なのだ。

1章でアルコールを飲むと乳酸が増えると話した。実は乳酸が増えると、尿酸が体外に排出されづらくなる。

そして血液中の尿酸は、尿中に排泄されることによって血中濃度をコントロールして、バランスを保っている。ところが、血液中に乳酸が多いと、尿からの排泄が阻害されてしまうのだ。だから血中の尿酸の値が高くなってしまう。これが痛風を引き起こす。

つまり、酒好きが痛風を予防するためにやることは、ビールをやめることではなくて、お酒そのものをやめることである。プリン体ゼロのビールを飲んでもダメなのだ。

大切なポイントなので何度も言うが、乳酸をつくらせないことが、尿酸の濃度を下げることになる。

では、乳酸はどんなときにつくられるのか。

1つには、今話したようにアルコールを飲んだときである。もう1つが激しい運動をしたとき。次が果物を摂取したときである。

体重を落とそうとがんばって運動をしてしまえば、乳酸が増える。ウォーキング程度の軽い有酸素運動にとどめておくのが賢明である。

果物に含まれる果糖は、尿酸値を上げるように働く。プリン体を摂らないように注意し、バランスのよい食事をしていても、果物を摂ったら帳消しになってしまう。ヘルシーな果物は、この時期、逆効果なのだ。

乳酸をつくらせないようにするには、ビタミンB群の補給も重要だ。ビタミンB群をしっかり摂ることで、体内での乳酸の利用を促進し、乳酸を完全に代謝させて濃度を下げるのだ。すると、みるみる乳酸の値が下がり、その結果として尿酸の値も下がって、痛風発作を起こさなくなる。これは、薬を飲むよりも効くと断言できる。

しかも、その期間は2週間もあれば十分である。もちろん尿酸値が下がったら、控えていたものはすべてOKだ。

肝臓……栄養が大事。休みはもっと大事

肝細胞は、肝臓の70～80％を占めている細胞だ。

レバーが赤黒いのは、血がたくさんあるからではなく、肝細胞の色が赤いからなのだが、この赤い色の理由は細胞内のミトコンドリアの量にある。

ミトコンドリアとは、細胞内のエネルギー工場のような役割をしている細胞の小器官である。

肝細胞は、ほかの細胞に比べてミトコンドリアの量が非常に多い。なぜかというと、〝解毒〟という非常に重要な働きを担っているからだ。

なぜこんな話をしたかというと、禁酒で肝臓を休ませている期間こそ、肝臓内のミトコンドリアをいきいきとよみがえらせ、次なる飲酒の機会に備えてミトコンドリアを再活性させる必要があるためだ。

ミトコンドリアは、非常に多くの酸素を必要とする器官である。酸素を使うということは、同時に多くの活性酸素を発生させる。つまり肝臓は、他組織よりも大量の活性酸素を

つくってしまうのだ。

だから肝臓を休ませて、大量に活性酸素を発生させないようにしておくことが重要だ。肝臓を回復させるためには、やはり飲まない日、飲まない期間をつくる必要がある。

そしてこれまで何度も出てきたビタミンB群をしっかり補充することが、肝細胞の修復につながる。

また3章でも触れたが、ビタミンAも肝細胞の修復に重要な栄養素だ。体内のビタミンAの80％は肝臓に貯蔵されている。さらにＡＤＨとＡＬＤＨは、アルコール代謝だけでなくビタミンＡの代謝にもかかわっている。だから、肝臓を休ませて、肝臓のビタミンＡを減らさないようにすることも大事なのである。

そして一定期間、お酒をやめているあいだ、非常に有効になるのが、この本でも再三お話ししているナイアシンである。日頃はアルコールの代謝でＮＡＤ（ニコチンアミドアデニンジヌクレオチド）が大量に使われているため、休んでいるあいだにしっかりナイアシンを補充しておくのだ。

最後に、アルコールと脂肪肝の関係について触れておく。

脂肪肝とは、中性脂肪が肝臓にたまり、肝臓が腫れて大きくなる状態のことである。

アルコール性脂肪肝の原因は、これまで話してきたように、飲酒によって脂肪酸の合成が進むことによる。やせている人でも酒飲みに脂肪肝が多いのは、こういうわけである。

脂肪肝の自覚症状はほとんどないが、放っておくと、さまざまな病気の引き金になる。飲み続ければ肝細胞は障害を受け、アルコール性肝炎や、ひいては肝硬変になっていく。

肝硬変になると、もはや健康な状態には戻れなくなってしまう。飲酒は自殺行為となり、もう二度と飲むことはできない。

長くお酒を楽しむためには、肝臓の定期的なメンテナンスが不可欠だ。

膵臓……知らないと怖い「暗黒の臓器」のトラブル

肝臓に比べて膵臓は、酒飲みにとってマイナーな臓器かもしれない。

ところが、酒飲みに意外と多いのが膵臓のトラブルだ。そうであるにもかかわらず、健康診断などの検査項目に膵臓の状態を調べるものはないことから、意識している人はほとんどいない。

また、肝臓とならんで「沈黙の臓器」、いやそれ以上に「暗黒の臓器」といわれるだけに、膵臓の病気は見つかりにくく、注意が必要だ。

日本では、アルコールが原因の膵炎の患者が増えているという。急性膵炎のうちアルコール性のものが約37％、慢性膵炎では約70％にものぼるというのだ。アルコールを控えるだけで、膵臓のトラブルはかなり回避できるのだ。


膵臓はちょうど胃の裏側くらいにある、長さ約15〜20㎝ほどの細長い臓器である。

膵臓には大きく分けて「内分泌」と「外分泌」の2つの役割があり、どちらも非常に重要である。

血液中にグルカゴンやインスリンなどのホルモンを分泌し、血糖を上げたり下げたりするのが内分泌の働きである。つまり、血糖値のコントロールをする主役が膵臓なのだ。

外分泌のほうは、糖質ならアミラーゼ、脂肪ならリパーゼ、たんぱく質なら各種プロテアーゼといったように、いろいろな消化酵素を腸管のなかに分泌するという役割である。

糖質、脂質、たんぱく質という三大栄養素を分解して吸収するための消化酵素をつくる、これもまた非常に重要な働きだ。

膵臓に対してアルコールがどんな作用をするかというと、外分泌を促進し、膵臓の血流量を低下させる。

ということは、適度な飲酒なら外分泌が促進されるから消化酵素がよく分泌されて、食事の消化・吸収を助けてくれると言える。

一方で、この血流量の低下が、アルコールによる膵炎の原因の1つではないかといわれている。

まだはっきり解明されていないが、組織の血流が低下すると、循環障害が起こってむくみが生じる。消化酵素を出す膵管がむくみによって狭くなると、膵液の流れが悪くなり、消化酵素を腸のなかに出せなくなる。逃げ場を失った消化酵素が胆汁とともに逆流してしまい、自分の体の組織を消化してしまう。これが急性膵炎の病態ではないかといわれている。

このように、急性膵炎とは自分の体の組織を消化酵素がどんどん分解していってしまうという、非常に厄介な病気であり、致死率も高い。しかも、その症状はかなりの激痛を伴う。

お笑い芸人にも、急性膵炎になってしまった人がいる。テレビ番組でそのときの様子を再現していたが、家でお酒を飲んでいたら、「内臓を剣山で叩かれているような痛み」で、「どんどん強くなる」と表現していた。

急性膵炎の場合、膵臓を休ませないといけないから、治療中は絶食である。水さえも飲めない。

アルコール性膵炎になる年齢層の平均は、アルコール性でない膵炎に比べて圧倒的に若く、30〜50代に多い。

また、女性は少量の飲酒量でも短期間で慢性膵炎になってしまう傾向があるから、特に注意が必要だ。さらに慢性膵炎になると、男性は10歳、女性は16歳も平均寿命が短くなる。

アルコール性慢性膵炎の場合は、若年者でも死亡することがわかっているので、酒好きは肝臓だけでなく、膵臓のトラブルにもよくよく注意が必要なのである。

アルコールによる膵臓のトラブルを避けるために有効であるとわかっていることは、禁煙である。特に重症になりやすい急性膵炎については、喫煙＋飲酒でリスクが跳ね上がる。お酒をできるだけ長く楽しむためにも、禁煙を強くおすすめする。

また、一度膵臓を患ったことがあると、急性膵炎になるリスクが高くなる。急性膵炎は死亡率が高い病態であるため、膵臓になんらかの問題を指摘されてしまったら、それは基本的に禁酒すべき出来事と認識したほうがいい。

糖尿病の場合には、長期的にみて膵臓がんの発症率が上がる。

血糖値のコントロールのために膵臓からのインスリン分泌が繰り返された結果として、血糖値のコントロールが不良となり、糖尿病を発症する。膵臓をいたわり長くお酒を楽しみたいのであれば、血糖コントロールにより膵臓の負担を減らすことが重要だ。

つまりのところ、ここでも糖質制限食をおこない、インスリン分泌を減らすことが重要なのである。

がん……アルコールが発がんリスクを高める

飲酒はいろいろな病気をもたらす危険があるが、がんについてはどうなのだろうか。

食生活や栄養など、生活習慣も含めたがんとの関係というものはいろいろ報告されている。ただ、その多くは欧米のものであり、日本人に当てはまるかどうかははっきりしないものもあるのは事実だ。特にお酒の場合は、欧米人とは遺伝子の違いもあるため、これまでは一概に日本人には当てはまらないのではないかという意見もあった。

ただ、海外を含めて、一般的に飲酒は多くのがんのリスクを上げるといわれている。なかでも肝臓がん、大腸がん、食道がんのリスクは確実に上げることがわかっている。

よくいわれているのは、活性酸素との関連だ。アルコール代謝によってNADが消費され、NADHが大量につくられることは繰り返し伝えてきたが、実はNADHが優位になる状況は活性酸素が発生しやすいのだ。活性酸素は細胞を傷つけるため、細胞のがん化を促進すると考えられている。

飲酒が発がんリスクを上げる理由として、ほかにもさまざまなものが挙げられている。

では飲酒とがんのかかわりについて、説明していこう。

いっとき、赤身肉や加工肉を食べると大腸がんになるという報告が注目された。私も患者さんからよく「肉を食べても大丈夫ですか?」と聞かれたことがあった。

基本的に日本人の場合、「赤身肉や加工肉が大腸がんのリスクを上げる可能性がある」とはいわれているものの、欧米ほど明らかな結果は得られていない。

一方、お酒を飲むと大腸がんのリスクは明らかに上がる。

日本では、1990年から数年にわたり、全国で40～69歳の約9万人を対象にした多目的コホート研究がある。それによると、かなりの性差があることがわかった。

男性の場合、お酒を飲む量が増えるほど、大腸がんの罹患《りかん》リスクが上がってくる。大体1日平均で日本酒1合以上飲むと、リスクが明らかに上がりはじめる。しかも、年齢や住んでいる場所や家族歴、肥満度、喫煙、運動の頻度などを調整したうえでの比較だから、かなり明確な結果だ。

1日平均で日本酒1合程度なら、酒飲みにとってはさほど多い量ではないから驚く人もいるのではないか。

大腸は肛門近くの直腸と、直腸の上にあり急カーブを描いている結腸に大きく分けられるが、ここに発生する直腸がん、結腸がんも同様の結果だった。

要するに、男性は飲めば飲むほど大腸がんのリスクが高くなるのだ。しかも、お酒の種類を問わず、たくさん飲めばどのお酒でも結果は同じだ。

これに対し、女性は少し違った結果だった。

飲まない人を1とすると、月に1～3回飲む程度の人は、むしろ大腸がんのリスクが下がる。それどころか週1回以上飲んでいる人でも、リスクは上がらない。

ただ、女性の場合は男性に比べて大量に飲酒をする人が少なく、統計に載せられなかったと考えられる。おそらく女性でもたくさんお酒を飲めば、リスクが上がる可能性は否定できない。後述するが、近年、女性の飲酒率は上昇傾向にあるため、女性も油断は禁物だ。

では、大腸がんはなぜ起こるのか。

実はそのメカニズムはまだよくわかっていない。ただ、飲酒をすると発がん性があるアセトアルデヒドが上昇するためだろうということは予想できる。酒を飲むとすぐに赤くなってしまうようなタイプの場合には、アセトアルデヒドが蓄積しやすいため、飲酒による発がんのリスクが上がる。

日本人の場合、ALDH2（アセトアルデヒド脱水素酵素の2型）に遺伝子異常があり、白人に比べてお酒を飲むとアセトアルデヒドが上昇しやすいことがわかっている。

そうであれば、ALDH2の遺伝子異常がある人たちのほうが、大腸がんになりやすいのではないかという仮説が成り立つ。しかし、調べてみると、ALDH2の異常の有無に有意差はないのだ。

そのため、遺伝子によるものではなく、アセトアルデヒドが葉酸の吸収を阻害しているのではないかという説が有力になっている。飲酒をしてアセトアルデヒドが血中に増えると、葉酸欠乏になるのだ。

葉酸はビタミンB群の一種で、細胞の分裂や修復の際に必要な栄養素だ。だから葉酸が不足すれば、細胞分裂や修復が阻害されてしまい、発がんの可能性が上がるだろうといわれている。

では、お酒を飲む人が、葉酸をたくさん摂取すればがんにならないのかというと、残念ながらそういったエビデンスはない。いずれにしても近年大腸がんは増加傾向にあり、日本人の死因としても多い疾患であるため、飲みすぎには注意が必要である。

そのほかのがんはどうなのだろうか。

飲酒との関連でいえば、食道がんも発生率が高くなることがわかっている。

これに喫煙が加わるとさらにリスクが上がり、遺伝的に特殊な型によっては、発生率が300倍以上になるともいわれている。

食道はお酒の通り道でもあるから、同様に咽頭がんのリスクも高くなる。

肝臓がんは言うまでもないだろう。1日に男性では69g以上、女性では23g以上のアルコール摂取でリスクが増加する。

また女性に増えている乳がんも見逃せない。ワイン1杯程度の飲酒（アルコール量10g）でも、乳がんのリスクを7・1％上げてしまう。

なお、がんの部位にかかわらず、ある一定量以上のアルコールを長期間にわたり摂取すると、ほとんどの部位でがんのリスクは確実に上がる。男性の場合、純アルコール換算で1日23g未満にすることで、がんのリスクを下げることができる。

純アルコール換算で23gとは、日本酒なら1合、ビールなら500㎖のロング缶1本程度だ。1日の飲酒量はこれを超えないように意識して、飲みすぎないようにしてほしい。女性の場合、男性よりもアルコールの分解能力が弱いので、男性の半分から3分の1程度にすることをおすすめする。

ただ、「がんを防ぐためにお酒を控えよう」と言うのは簡単だが、それを実践するのは容易ではないことはよくわかっている。

そこで最後に、禁酒以外の方法でがんのリスクを減らすヒントをお伝えしよう。

がんの発症の原因は、飲酒だけでなく多岐にわたることが知られている。なかでも大きいのが喫煙だ。

膵臓のところでも触れたが、喫煙の習慣が重なると発がんのリスクが高まる。これは膵臓がんだけでなく、食道がん、肺がん、肝臓がん、咽頭がん、喉頭がんなどでも同様だ。「お酒＋タバコ」の組み合わせはいいことが1つもない。お酒と長くつきあうためにも、この際タバコとはスッパリお別れすることをおすすめする。

胃がんについては、ピロリ菌の感染がおもな原因であることがわかっている。最近の研究では、飲酒によって日本人の胃がんリスクは上がらないという報告もある。そのため、ピロリ菌の感染がある場合、早期の除菌が胃がん予防にもっとも効果的である。

糖尿病も、発がんのリスクを高めることが知られている。国内外の報告では2型糖尿病は発がんのリスクを20％高めるといわれている。

特に日本人では、大腸がん、肝臓がん、膵臓がんのリスクが高くなる。これらの部位のがんは、飲酒との関係が明確ながんでもある。

つまり、長くお酒を楽しみつつ、少しでもがんのリスクを減らすためには、糖尿病を防ぐことが重要なのだ。そのためには、血糖値を急激に上げない糖質制限が効果的だ。

適性体重を維持することもポイントだ。国立がん研究センターでは、科学的根拠に基づきがんのリスクを減らす情報を提供している。そこでは男女ともに適正体重の維持ががんの予防に有効であることが示されている。体重については肥満はがんのリスクを高めるが、やせすぎも男女ともにがんのリスクが高まることがわかっている。

もっとも、糖尿病も肥満も、飲酒と深く関係している。やはり適量飲酒ががん予防の秘訣なのだ。

不眠……寝酒は絶対にしてはいけない

寝つきが悪い、よく眠れないからとお酒を飲む人も少なくない。

例えば夜遅くまで仕事をしていると、交感神経がたかぶってしまい、眠れなくなる。だからそれを鎮めるためにお酒を飲んでリラックスさせている——という人もいるだろう。でも、それでは逆効果なのだ。

適度な量で眠れるというならいいが、お酒を飲むと、交感神経が鎮まるどころか、むしろ活性化させてしまうことになる。なにより、寝ているあいだに肝臓にも負担をかけてしまうことになる。

軽めの睡眠薬のような意味合いで飲んでいる人もいるのかもしれないが、寝酒が習慣になってしまうとだんだん量が増えてくる場合もある。1杯ではすまない人も多いだろう。いずれにしても、寝る前にお酒を飲むことは、先にも触れた夜間低血糖の引き金になる。

寝ているあいだに血糖値が下がり、血糖を上げるためにアドレナリンやコルチゾールなどの興奮作用のあるホルモンが分泌される。つまり、体は戦闘モードに傾いてしまうのだ。そのため覚醒してしまい、よく眠れるどころか、夜中や明け方に目が覚めて眠れなくなる中途覚醒を引き起こしてしまう。

寝酒をして眠れたような気になっても、実際には体はまったく休まっていないから、朝起きるとぐったり……ということになる。

中途覚醒が続くと、それが寝酒のせいだとは気づかずに、さらにお酒に依存しようとする悪循環に陥る。無意識に酒量が増えてしまうのである。

夜寝る前にリラックスしたいのであれば、3章で紹介したようなストレスを解消する方法（アロマの香りをかぐ、軽いストレッチをするなど）を試して、スイッチを切り替えるようにするといいだろう。どうしても家に帰ってから飲んでしまうという人は、帰宅前にジムなどに行くのもいいかもしれない。

ビタミンB群不足であらわれる症状に、睡眠障害がある。睡眠をコントロールする神経伝達物質が十分につくられないため、睡眠のリズムが乱れ、夜寝つけない、昼間に眠くなる、悪夢を見るといったことがあるのだ。

アルコールを分解するときにビタミンB群が大量に消費されてしまうため、お酒を飲んでいる人にビタミンB群不足が多いことは、繰り返し述べてきた。

この点から考えても、眠るために寝酒を飲むのは逆効果である。ビタミンB群が不足し、余計に眠れなくなってしまう。ビタミンB群を積極的に摂るようにしたら、寝つきがよくなったという事例は多数ある。お酒は控えて、ビタミンB群を積極的に摂るようにしよう。

うつ、パニック障害……お酒で失われる栄養素を補充

うつやパニック障害を抱える人のなかには、お酒をよく飲む人が多い。アルコール依存

になっている人も少なくない。

うつだからお酒を飲むのか、お酒を飲むことがうつにつながるのか――。どちらが先かは人によるところだが、うつと飲酒のかかわりにおいて私が考えるのは、メンタル的な問題というより、アルコール代謝でナイアシンやビタミンB群を大量に消費することによる影響が大だということだ。

つまり、お酒でストレス解消をしているつもりが、ナイアシンやビタミンB群を消費することで「脳の栄養不足」を招いているのだ。

脳の栄養不足とは、言い換えれば脳内神経伝達物質の材料不足ということである。脳内神経伝達物質はすべて食べ物由来であり、そのおもな材料はたんぱく質だ。たんぱく質から脳内神経伝達物質が合成される過程では、さまざまな栄養素が必要になる。

セロトニンという神経伝達物質は、欠乏するとうつやパニック障害を引き起こす原因となる。このセロトニンを合成する過程で必要となる栄養素に、ナイアシン、ビタミンB群があるのだ。

お酒を飲むことで、ナイアシンやビタミンB群不足になると、多くの精神症状の原因になる。またアルコールで失われる亜鉛は、特に男性のうつにも深くかかわっている。

そしてもう1つ、これまでも話してきたように、アルコールを飲むことで夜間低血糖が起こりやすくなる。

夜間低血糖の症状は、不眠や翌日の疲れ、パフォーマンスの低下などの身体症状だけではなく、恐怖や不安などの精神症状もある。

「うつの陰に低血糖症あり」とは、私が長年訴えてきていることである。

通常、糖分を体に入れると血糖値がゆるやかに上がり、上がった濃度を下げるためにインスリンが分泌され、血糖値は再び安定する。

ところが低血糖症の場合、食後に急激に血糖値が上がるため、それを下げようとしてインスリンが大量に分泌されてしまう。そのため今度は血糖値が下がりすぎてしまうのだ。すると今度は血糖値を上げようと、血糖値を上げるために働くアドレナリンやコルチゾールなどのホルモンが放出されるが、これが大量に出てしまうと自律神経が乱れ、心身に不調が出てしまう。

どのホルモンが優位に出てくるかで症状は違うが、イライラする、不安感が増す、手のしびれや動悸、頭痛、筋肉のこわばり、眠気、集中力低下などの不調があらわれる。これ

神経伝達物質の合成過程

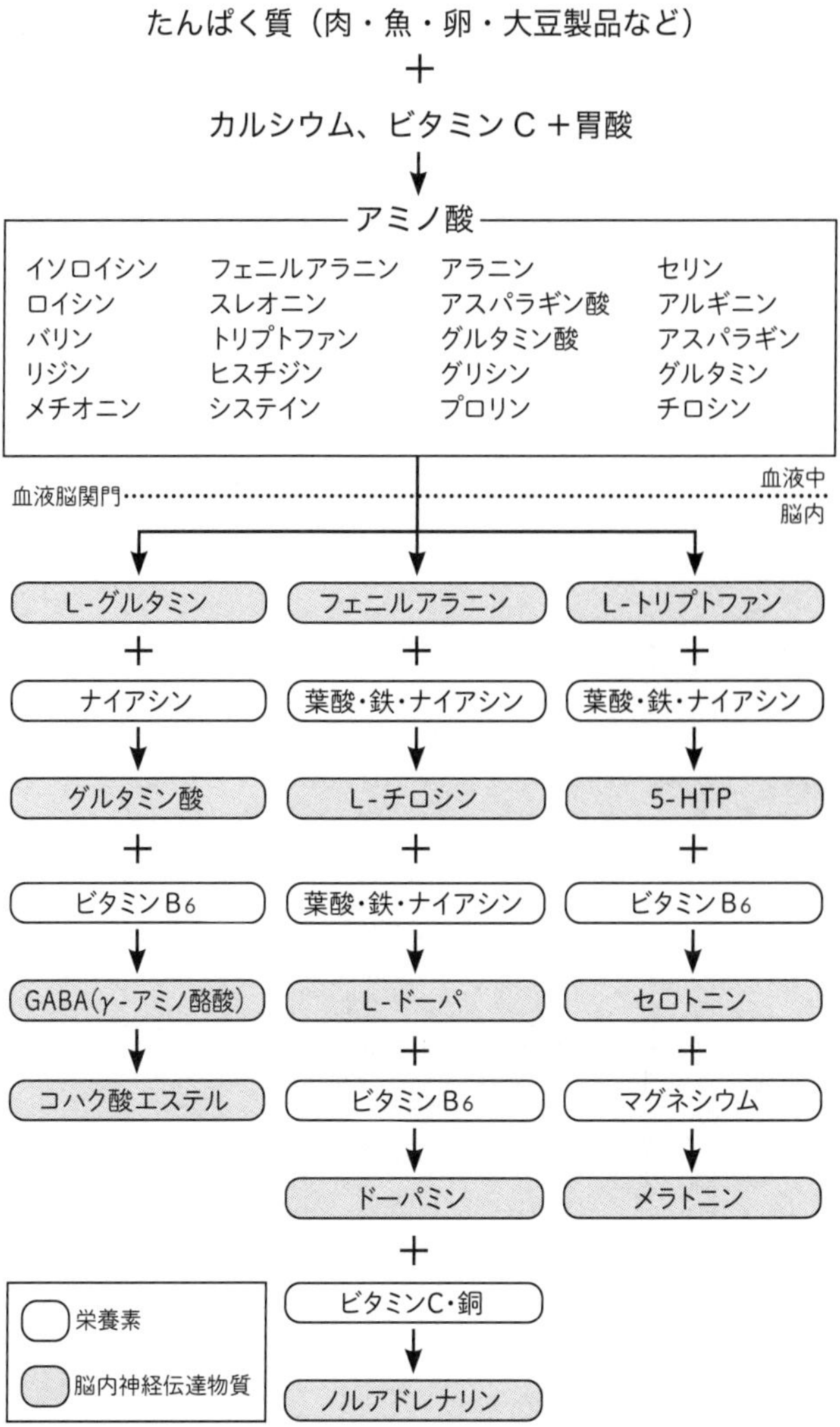
たんぱく質（肉・魚・卵・大豆製品など）
＋
カルシウム、ビタミンＣ＋胃酸
アミノ酸
イソロイシン
ロイシン
バリン
リジン
メチオニン
フェニルアラニン
スレオニン
トリプトファン
ヒスチジン
システイン
アラニン
アスパラギン酸
グルタミン酸
グリシン
プロリン
セリン
アルギニン
アスパラギン
グルタミン
チロシン
血液脳関門
血液中
脳内
L-グルタミン
＋
ナイアシン
グルタミン酸
＋
ビタミンB6
GABA(γ-アミノ酪酸)
コハク酸エステル
フェニルアラニン
＋
葉酸・鉄・ナイアシン
L-チロシン
＋
葉酸・鉄・ナイアシン
L-ドーパ
＋
ビタミンB6
ドーパミン
＋
ビタミンC・銅
ノルアドレナリン
L-トリプトファン
＋
葉酸・鉄・ナイアシン
5-HTP
＋
ビタミンB6
セロトニン
＋
マグネシウム
メラトニン
栄養素
脳内神経伝達物質

がまさに、うつやパニック障害と診断されてしまう所以《ゆえん》である。

低血糖症は、うつをはじめ、いろいろな病気に誤診されやすい。その結果、誤った治療をされてしまうことも多いのだ。

お酒をやめて糖質制限をすれば確実に治療ができるのに、それに気づかないで症状を悪化させている人も少なくない。

ちなみにメタボの人や糖尿病患者にはうつが多い。糖尿病の重症度に比例して、うつも重症化していることも明らかになっている。これらもみな、血糖とのかかわりから来ているのだ。

原因は何であるにしろ、私のクリニックでは、うつ症状がある人にはナイアシンを多めにとってもらうようにしている。

何度も言っているように、お酒を飲む人は間違いなくナイアシン不足である。

ナイアシン不足があると、うつ症状だけでなく、不安症状、イライラ、睡眠障害、幻覚や妄想など、あらゆる精神症状を引き起こす。

ナイアシンを意識して摂ると、アルコール依存からも抜け出せる。

ちなみにナイアシンはアルコールに限らず、あらゆる依存に有効なようだ。

以前、こんなことがあった。

ある女性の患者さんが「先生、私やっと依存から抜け出せたんです」と言う。その女性は、ギャンブル、恋愛、お酒、買い物、甘い物など、いつも何かに依存する傾向があった。そこでナイアシンをしっかり摂るようにしてもらったところ、依存する感覚がなくなったというのだ。

習慣化した飲酒をなんとかしたい、お酒の依存から脱却したい人は、ナイアシンを摂ってみよう。失われた栄養を補うことで、心身ともに元気に回復できるかもしれない。なお、繰り返しになるが、重度のアルコール依存の人は、医師の指導のもと、注意しておこなってほしい。

老化（酸化ストレス）……抗酸化栄養素で対抗！

お酒を飲むとアルコール代謝の過程でつくられるアセトアルデヒド。

本書ではもう何度も出てきているおなじみの悪者だが、これが発がんリスクを高めたり、活性酸素を発生させたりするというのは、すでに述べた通りである。

ひと言で言うと、活性酸素とは体内のサビである。老化を遅らせる、あるいは病気にならないためのポイントは、いかに体内で活性酸素を発生させないかにかかっている。

私たちは常に酸化ストレスにさらされている。空気を吸うだけでも、体には活性酸素が発生し、酸化は避けられない。さらに活性酸素を発生させるものには、紫外線やストレス、喫煙、激しい運動、そしてアルコールなどがあり、酸化ストレスは増えていく。

活性酸素除去（抗酸化）＝体のサビとりには、ビタミンCが有効である。

ビタミンCはストレスで消耗する栄養素なので、ストレス過多な現代人には必須の栄養素でもある。

しかし人間の体内ではビタミンCを合成することはできない。そのため食事などから摂取しなければならないが、野菜や果物を摂ることが少ない人は、慢性的なビタミンC不足と言えるだろう。

またビタミンEも抗酸化作用が高い栄養素として知られているが、ビタミンCと一緒に摂ることで、相乗効果が得られる。

ビタミンEは、自分自身が酸化することによって、細胞を守る。そしてビタミンCは酸化したビタミンEを還元して、ビタミンEをリサイクルしてくれる。つまり、この2つをセットで摂ることで、その働きが強化されるのである。

【ビタミンCを多く含む食材】

・パプリカ
・ブロッコリー
・キャベツ
・ジャガイモ
・サツマイモ
・キウイ
・イチゴ　など

【ビタミンEを多く含む食材】

・アーモンド

・ピーナッツ
・アボカド
・ウナギ
・カボチャ
・モロヘイヤ　など

認知症……節酒＋ビタミンB群で脳を守る

施設に入所している認知症の高齢者の約3分の1は、大量飲酒が原因だという報告がある。

過去に5年間以上のアルコールの乱用、または大量飲酒の経験のある高齢男性では、そのような経験のない男性と比べて、認知症のリスクが4・6倍にもなったというのだ。飲む量に応じて認知症のリスクがアップするのは、もはや疑いようのない事実なのである。

またフィンランドの報告だが、若い頃は低飲酒でも、高齢になってから認知症リスクを上げるという報告もある。つまり、若い頃に飲んでいた場合でも、高齢になったとき認知症のリスクを上げてしまうのである。

先に、アルコール性認知症の発症にはビタミンB1不足がかかわっていると述べた。これにはアルコール代謝によってビタミンB1が大量に消費されてしまうことが関係していると思われる。

それに加えて、大量飲酒者は血中のホモシステインの値が高いこともわかっている。このホモシステインが、認知症を発症させるリスクを上げてしまうのだ。

3章で少し触れたが、ホモシステインとは悪玉化したアミノ酸の一種である。アミノ酸のなかでは珍しい、人体に悪影響を及ぼすアミノ酸なのだ。

ホモシステインの血中濃度が高くなる「高ホモシステイン血症」になると、活性酸素が発生してしまう。それが、血管内の細胞を傷つけて、動脈硬化、脳梗塞、心筋梗塞などのリスクを高めるのである。

ホモシステインの値は血液検査でわかるが、通常はこういった動脈硬化、脳梗塞、心筋梗塞のリスクを知るために使われてきた。だが最近では、認知症のリスクを知る指標の1つともなっている。

脳梗塞などの脳血管障害が起こると、文字通り脳血管性認知症のリスクも上がる。

さらに高ホモシステイン血症はアルツハイマー病をはじめとする認知症を引き起こす原因であることが報告されている。ホモシステインが、アルツハイマー病の発症と関連する物質であるアミロイドβたんぱくやタウたんぱくの蓄積を促すのだ。

ホモシステインの代謝がうまくいっていないと、ホモシステイン値は上がる。「ホモシステイン値が高い＝解毒がうまくいっていない」ということになり、アルコールの影響もより出やすくなる。


では、ホモシステインの血中濃度を下げるにはどうすればいいのか。

ここでもビタミンB群である。ホモシステインの代謝に欠かせない栄養素が、「葉酸＋ビタミンB6＋ビタミンB12」の3つだ。

逆に言えば、これら3つが不足していると、ホモシステインは体内にたまっていき、血中濃度が高くなると認知症のリスクを上げてしまう。

ホモシステインをしっかり代謝させ、その血中濃度を下げるためには、「葉酸＋ビタミンB6＋ビタミンB12」、つまりビタミンB群を摂ることが重要になるのだ。

女性の飲酒……男性と同じ飲み方はＮＧ

21世紀の国民健康を増進させる運動として「健康日本21」というものがある。健康寿命を延ばすために多くの指標を提示しているもので、ここには生活習慣病のリスクを上げる飲酒量として「多量飲酒」というものを定義している。その目安量は、１日当たりの純アルコール摂取量が男性で40ｇ、女性で20ｇである。

多量飲酒による健康被害の多くは、その飲酒習慣が長年にわたり継続することによって徐々に起こってくるため、注意が必要だ。

県別の平均寿命や飲酒量などを調べてみると、酒どころの秋田と青森では、男女とも大量飲酒者の割合が高い（国民生活基礎調査２０１３、２０１６年）。健康日本21では、飲酒量の増加とともに健康被害が増えることが男性では明確に示されている。特に青森県の男性は、多量飲酒者の割合が全国でもっとも多く、平均寿命が全国平均より２歳以上短いこともあり、飲酒量を減らすことが課題となっている。

別のデータを見てみると、2013年から2016年にかけて男性の大量飲酒者の割合はゆるやかに減少傾向にあるが、女性では増加傾向にあることが示されている。特に東京の女性は、2013年では全国でもっとも高く、2016年のデータでも秋田や新潟などと同程度でトップクラスを維持している。

東京の男性は多量飲酒者の割合が全国平均を大きく下回ることや、近隣の神奈川、千葉、埼玉の女性ではこの傾向は認めないことから、東京の女性はよく酒を飲むということが言えそうだ。

最近は、朝夕の通勤時間帯に座席定員制の列車がある。私も帰宅時にそのような列車を利用することがあるが、酎ハイやハイボールのロング缶を1~2本飲んでいる女性を見かけることが多い。

もちろん女性にお酒を飲むなと言っているわけではない。ただし、女性のほうが男性に比べてアルコールの分解速度が遅いため、注意が必要だ。

アルコールの1時間当たりの分解速度は、男性が8gであるのに対して、女性の平均は6g。同じ量を飲んでも、女性のほうが酩酊状態になりやすいということになる。

個人差はあるものの、アルコールの分解速度が遅いということは、それだけリスクにさらされる時間が長くなることになるので、女性の飲酒量は男性よりも少なくすることが推奨されている。

ここ数十年で女性の社会進出が進み、つきあいも増えたであろうし、それだけストレスもたまるだろう。飲酒率がアップするのは当然のことといえる。しかし、アルコールの分解速度がアップしたわけではないから、十分に気をつけてほしい。

ちなみに女性のアルコール依存症は13万人（２０１３年）で、10年前の１・６倍に増えている。

メカニズムはまだ解明されていないが、女性の飲酒は骨量を下げるとされており、骨粗《こつそ》鬆症《しょうしょう》のリスクも上げてしまう。また乳がんのリスクが上がるのも、先に述べた通りである。

女性はホルモンの変動も大きい。特に生理中にアルコールを飲むと、酔いやすいと実感する女性も多いのではないだろうか。生理中は通常よりも血液中のアセトアルデヒド濃度が高くなるため、いつもなら酔わないような量でも酔ってしまう。生理中は普段よりも酒量を控えめにするようにしてほしい。

言わずもがなだが、妊娠中の飲酒は厳禁である。妊娠中の飲酒は胎児に大きな影響を与え、胎児性アルコール症候群になると、低体重や脳への障害を引き起こす可能性があるのだ。

妊娠中は、どの時期であっても、少量であっても、お酒はやめてほしい。

また更年期は一般的に代謝が落ちるため、太りやすくなる。この時期にお酒を飲みすぎると、肥満につながる可能性が高い。更年期障害の症状に不眠があるが、先にも触れたように、眠るために飲む寝酒は百害あって一利なしである。お酒以外の方法で心地よい眠りにつけるように工夫をしてほしい。

オーソモレキュラー療法についてのお問い合わせ先

みぞぐちクリニック

電話　03-6910-3847
ホームページ　https://mizoclinic.tokyo

オーソモレキュラー栄養医学研究所

ホームページ　https://www.orthomolecular.jp

青春新書
INTELLIGENCE

こころ涌き立つ「知」の冒険

いまを生きる

“青春新書”は昭和三一年に——若い日に常にあなたの心の友として、その糧となり実になる多様な知恵が、生きる指標として勇気と力になり、すぐに役立つ——をモットーに創刊された。

そして昭和三八年、新しい時代の気運の中で、新書“プレイブックス”にその役目のバトンを渡した。「人生を自由自在に活動《プレイ》する」のキャッチコピーのもと——すべてのうっ積を吹きとばし、自由闊達な活動力を培養し、勇気と自信を生み出す最も楽しいシリーズ——となった。

いまや、私たちはバブル経済崩壊後の混沌とした価値観のただ中にいる。その価値観は常に未曾有の変貌を見せ、社会は少子高齢化し、地球規模の環境問題等は解決の兆しを見せない。私たちはあらゆる不安と懐疑に対峙している。

本シリーズ“青春新書インテリジェンス”はまさに、この時代の欲求によってプレイブックスから分化・刊行された。それは即ち、「心の中に自らの青春の輝きを失わない旺盛な知力、活力への欲求」に他ならない。応えるべきキャッチコピーは「こころ涌き立つ“知”の冒険」である。

予測のつかない時代にあって、一人ひとりの足元を照らし出すシリーズでありたいと願う。青春出版社は本年創業五〇周年を迎えた。これはひとえに長年に亘る多くの読者の熱いご支持の賜物である。社員一同深く感謝し、より一層世の中に希望と勇気の明るい光を放つ書籍を出版すべく、鋭意志すものである。

平成一七年　　刊行者　小澤源太郎

著者紹介

溝口徹〈みぞぐち　とおる〉

1964年神奈川県生まれ。福島県立医科大学卒業。横浜市立大学病院、国立循環器病センターを経て、1996年、痛みや内科系疾患を扱う辻堂クリニックを開設。2003年には日本初の栄養療法専門クリニックである新宿溝口クリニック（現・みぞぐちクリニック）を開設。オーソモレキュラー（分子整合栄養医学）療法に基づくアプローチで、精神疾患のほか多くの疾患の治療にあたるとともに、患者や医師向けの講演会もおこなっている。著書に『２週間で体が変わるグルテンフリー健康法』『発達障害は食事でよくなる』（小社刊）、『花粉症は１週間で治る！』（さくら舎）などがある。

栄養療法医《えいようりょうほうい》が初《はじ》めて明《あ》かす
お酒《さけ》の「困《こま》った」を解消《かいしょう》する
最強《さいきょう》の飲《の》み方《かた》

青春新書
INTELLIGENCE

2021年10月15日　第１刷

著　者　溝《みぞ》口《ぐち》　徹《とおる》

発行者　小澤源太郎

責任編集　株式会社プライム涌光

電話　編集部　03(3203)2850

発行所　東京都新宿区若松町12番１号　〒162-0056　株式会社青春出版社

電話　営業部　03(3207)1916　振替番号　00190-7-98602

印刷・中央精版印刷　製本・ナショナル製本

ISBN978-4-413-04634-3

こころ涌き立つ「知」の冒険！

青春新書 INTELLIGENCE

図説 一度は訪ねておきたい！
日本の七宗と総本山・大本山
永田美穂［監修］ PI・530

世界一美味しいご飯をわが家で炊く
柳原尚之 PI・531

経済で謎を解く 関ヶ原の戦い
武田知弘 PI・532

病気知らずの体をつくる
粗食のチカラ
幕内秀夫 PI・533

運を開く 神社のしきたり
三橋 健 PI・534

究極の野村メソッド
番狂わせの起こし方
野村克也 PI・535

「太陽の塔」新発見！
岡本太郎は何を考えていたのか
平野暁臣 PI・536

図説 あらすじと地図で面白いほどわかる！
源氏物語
竹内正彦［監修］ PI・537

定年前後の「やってはいけない」
郡山史郎 PI・538

怒ることで優位に立ちたがる人
人間関係で消耗しない心理学
加藤諦三 PI・539

被害者のふりをせずにはいられない人
片田珠美 PI・540

歴史の生かし方
童門冬二 PI・541

「子どもの発達障害」に薬はいらない
井原 裕 PI・542

「腸の老化」を止める食事術
松生恒夫 PI・543

中学の単語ですぐに話せる！
英会話1000フレーズ
デイビッド・セイン PI・544

最新栄養医学でわかった！
ボケない人の最強の食事術
今野裕之 PI・545

キャッスレスで得する！
お金の新常識
岩田昭男 PI・546

2025年のブロックチェーン革命
水野 操 PI・547

図説『日本書紀』と『宋書』で読み解く！
謎の四世紀と倭の五王
瀧音能之［監修］ PI・548

やってはいけない「長男」の相続
日本一相続を見てきてわかった円満解決の秘策
税理士法人レガシィ PI・549

AI時代に「頭がいい」とはどういうことか
米山公啓 PI・550

最新脳科学でついに出た結論
「本の読み方」で学力は決まる
川島隆太［監修］ 松﨑泰・榊浩平［著］ PI・551

寝たきりを防ぐ「栄養整形医学」
骨と筋肉が若返る食べ方
大友通明 PI・552

「日本人の体質」研究でわかった長寿の習慣
奥田昌子 PI・553